# Viver sem SABER

| | | |
|---|---|---|
| **Projeto gráfico e diagramação:** Estefani Machado | **Produção editorial:** Tatiana Müller | **Curadoria de conteúdo:** Adriana Silveira |
| **Capa:** Matos Design Editorial | **Revisão:** Isadora Torres | **Ícones de miolo:** Freepik.com.br Flaticon.com |

**Dados Internacionais de Catalogação na Publicação (CIP)**

S713v  Sorgetz, Mariela Oppitz.
　　　　Viver sem saber : relatos de amor, dor e humor sobre a doença de Alzheimer / Mariela Oppitz Sorgetz. – Nova Petrópolis : Luz da Serra, 2021.
　　　　128 p. ; 23 cm.

　　　　ISBN 978-85-88484-17-3

　　　　1. Autoajuda. 2. Desenvolvimento pessoal. 3. Alzheimer, Doença de. 4. Saúde. 5. Família. I. Título.

　　　　　　　　　　　　　　　　　　　　　　　CDU 159.947

Índice para catálogo sistemático:

1. Autoajuda 159.947

(Bibliotecária responsável: Sabrina Leal Araujo – CRB 8/10213)

Todos os direitos reservados. Nenhuma parte desta obra pode ser reproduzida ou transmitida por qualquer forma e/ou quaisquer meios (eletrônico ou mecânico, incluindo fotocópia e gravação) ou arquivada em qualquer sistema ou banco de dados sem permissão escrita da Editora.

**Luz da Serra Editora Ltda.**
Avenida Quinze de Novembro, 785
Bairro Centro - Nova Petrópolis/RS
CEP 95150-000
loja@luzdaserra.com.br
www.luzdaserra.com.br
www.luzdaserraeditora.com.br
Fones: (54) 3281-4399 / (54) 99113-7657

Mariela Oppitz Sorgetz

# Viver sem SABER

Relatos de
**AMOR, DOR E HUMOR**
sobre a Doença de
**ALZHEIMER**

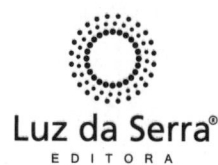
Luz da Serra®
EDITORA

Nova Petrópolis/2021

## DEDICATÓRIA

Dedico este livro à minha mãe, Anninha.
Protagonista desta história, personagem principal.
A inspiração e a coragem só me foram possíveis pelo acúmulo de amor que colocaste na minha existência.
Obrigada. Para sempre te amarei!

*In Memoriam,*
Ao meu pai, Arizão.
Só te enxerguei mais frágil no final.
Me ensinaste tudo, nem sempre do jeito mais fácil, mas certamente do melhor.
Obrigada. Para sempre te amarei!

## AGRADECIMENTO

Ao Marcio, meu amor.
Pelo apoio e incentivo, por ser um ouvinte qualificado e um crítico amoroso.
No caminho desta obra, encontrei sempre o teu olhar, o teu sorriso, o teu respeito, o teu abraço e o teu amor incondicional.
Obrigada. Para sempre te amarei!

# Viver Sem Saber

A minha filha Ana Clara, que entendeu desde cedo o meu papel nesta história.

A tua compreensão inocente e madura do trajeto de que participaste, teu humor refinado, tua segurança de tantas vezes ter que me dividir com a vovó, tornou tudo mais leve. Tu sempre serás o melhor presente em todas as ocasiões.

Obrigada. Para sempre te amarei!

Aos meus irmãos Ricardo e Andressa, não imagino essa jornada sem vocês.

Dividimos responsabilidades, somamos nossas diferenças e ganhamos a lucidez necessária para cuidarmos da mãe.

Obrigada. Amo vocês!

A Mara, maravilhosa.
Insubstituível, inigualável, incansável. Sem palavras.
Obrigada do fundo do meu coração.
Gratidão eterna.

Aos meus amigos, por me acolherem tantas vezes.
O interesse respeitoso de vocês por essa história foi um incentivo para prosseguir.

Mariela Oppitz Sorgetz

# EPÍGRAFE

*"Amargo doce que eu sorvo*
*Num beijo em lábios de prata.*
*Tens o perfume da mata*
*Molhada pelo sereno.*
*E a cuia, seio moreno,*
*Que passa de mão em mão*
*Traduz, no meu chimarrão,*
*Em sua simplicidade,*
*A velha hospitalidade*
*Da gente do meu rincão."*

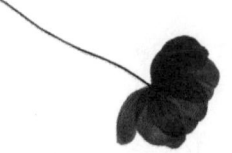

Trecho da poesia "Chimarrão", a mais famosa de Glaucus Saraiva, poeta gaúcho, tradutor autêntico da linguagem crioula, tradicionalista, folclorista, historiador, professor, pesquisador, escritor, conferencista, músico e compositor brasileiro falecido em 1983, aos 61 anos de idade.

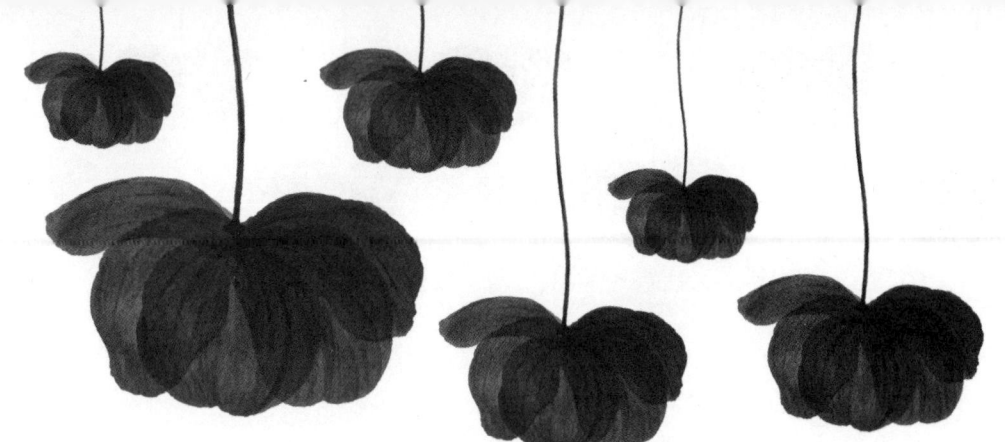

# Sumário

**PREFÁCIO** ................................. 10
**EU PRECISO FALAR SOBRE O ALZHEIMER** ...... 13

**ALZHEIMER - FASE LEVE**. .................... 19
**O COMEÇO** ................................ 19
**O PASSEIO DE TREM**. ....................... 23
**A TRANSFORMAÇÃO:**
**OS PRIMEIROS SINAIS SUTIS**. ................ 26
**A QUEDA** ................................. 30
**A DOCE YOLANDA**. ......................... 32
**VAMOS PARA O NORDESTE** ................. 35
**THE VOICE**. ............................... 38
**LEVANTA E VAMOS PRA CASA** ............... 40
**O CAROÇO DA MANGA** ..................... 43

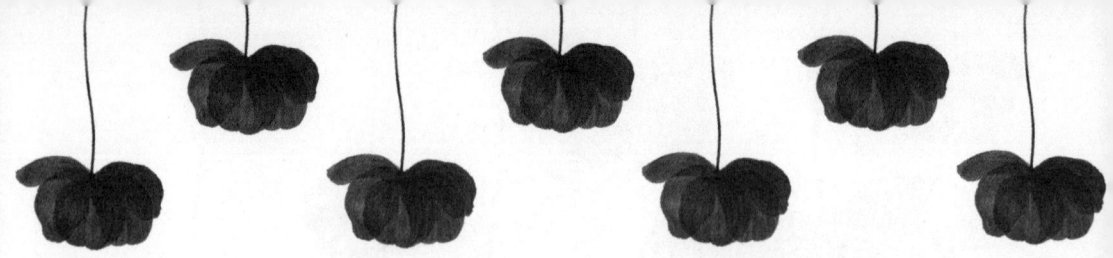

ALZHEIMER - FASE MODERADA . . . . . . . . . . . . . . . 46
ME LEVA PARA CASA . . . . . . . . . . . . . . . . . . . . . . . . 47
CHEGOU A SUA VEZ DE CUIDAR . . . . . . . . . . . . . . . 50
SOMOS PEGOS DE SURPRESA . . . . . . . . . . . . . . . . . 53
O PODER DO EXEMPLO . . . . . . . . . . . . . . . . . . . . . . 56
AS LEMBRANÇAS DA SUA MÃE . . . . . . . . . . . . . . . . 58
O ALZHEIMER QUEIMA A MEMÓRIA E PARTE O CORAÇÃO . . . . . . . . . . . . . . . . . . . . . . . . . . . . . . . . . 60
A COLCHA DE RETALHOS . . . . . . . . . . . . . . . . . . . . 63
A VAIDADE QUE SE VAI . . . . . . . . . . . . . . . . . . . . . . 66
A SÍNDROME DO PÔR DO SOL . . . . . . . . . . . . . . . . . 69
ESPELHO, ESPELHO MEU, EXISTE ALGUÉM MAIS LINDA DO QUE EU? . . . . . . . . . . . . . . . . . . . . . . . . 72
O ANEL QUE NÃO ERA DE BRILHANTE . . . . . . . . . 74
A SUPER SINCERA . . . . . . . . . . . . . . . . . . . . . . . . . . 78
A MÚSICA E AS LEMBRANÇAS . . . . . . . . . . . . . . . . 81
COMO TER ORGASMOS MÚLTIPLOS . . . . . . . . . . . . 84
O ATESTADO DE INCAPAZ . . . . . . . . . . . . . . . . . . . . 86

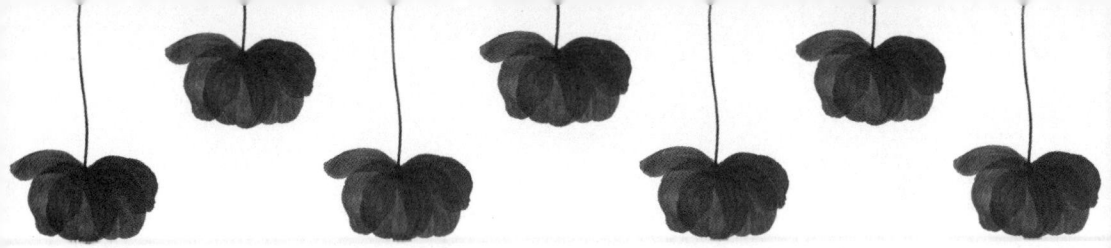

**ALZHEIMER - FASE SEVERA** .................. 90
**CASA DE REPOUSO**......................... 91
**MARA MARAVILHA** ......................... 92
**A HORA DO CHÁ**........................... 95
**QUANDO A SUA VOZ SILENCIOU**................ 97
**QUE BEIJINHO DOCE QUE ELA TEM!** .......... 100
**ELA AINDA CONHECE VOCÊS?** ................ 101
**A ÚLTIMA POESIA** ........................ 103

**MINHAS BATALHAS PESSOAIS, APRENDIZADOS E CONQUISTAS** ................................ 106
**REZAR, CORRER E ESCREVER** ................ 106
**A CURVA DA MUDANÇA** ..................... 110
**OS CICLOS DA VIDA E UMA GRANDE LIÇÃO DE AMOR** ..................................... 115

**POR FAVOR, NÃO ME CHAMA DE CLARINDA!** .... 120
**POIS ENTÃO: VAMOS FALAR DA ANNINHA**....... 123

**BÔNUS** .................................. 127

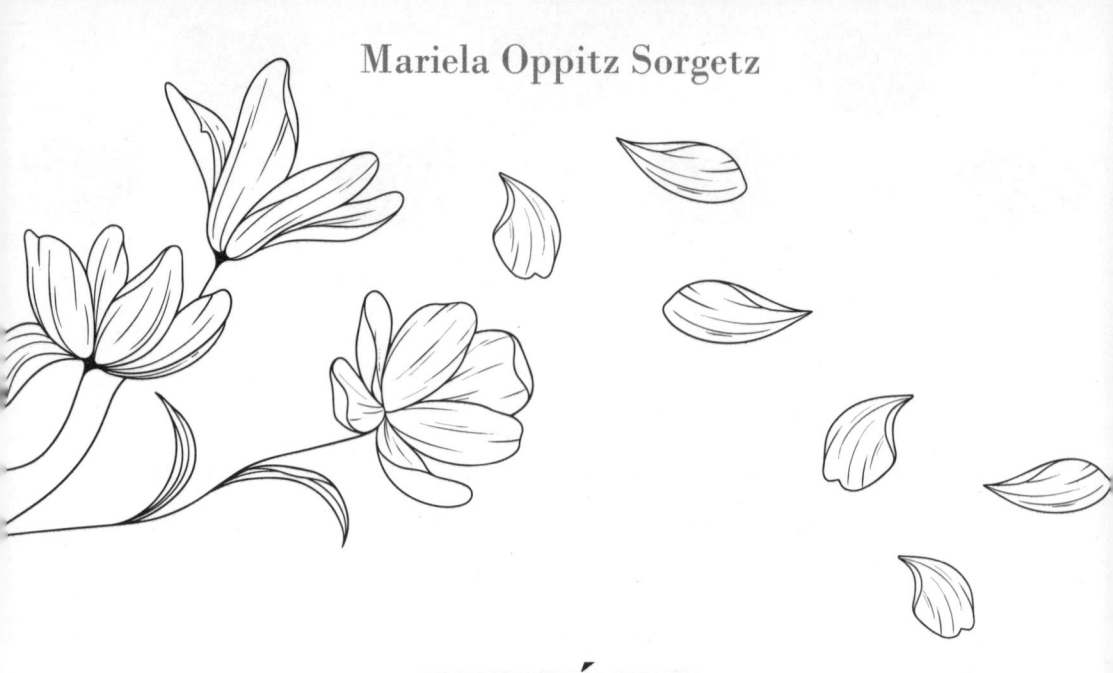

## PREFÁCIO

    Vou dedicar estas poucas frases para parabenizar e agradecer a autora Mariela Oppitz Sorgetz pelo belo livro que escreveu e pela oportunidade de redigir estas frases. Um relato carinhoso e muito real do convívio com paciente portador da doença de Alzheimer, uma enfermidade tão cruel com a família. Assim, da descrição deste convívio, a autora ajudará muitas outras famílias, mostrando exemplos e compartilhando as dificuldades do dia a dia. Durante a leitura, será aguçada a percepção do leitor, alertando-o para o fato de que cada paciente tem sua história de vida. Ao relatar este convívio com a mãe portadora dessa demência, durante anos, certamente o escrever é uma forma de compartilhar as dificuldades e sofrimentos.

A aceitação do diagnóstico da demência é um momento devastador para a família. O que esses familiares mais precisam é de orientação, planejamento, comunicação empática e validação emocional, o que nem sempre encontram nos serviços de saúde. Este livro certamente virá a amenizar estas situações.

Desejo a todos uma boa leitura.

Dr. João Senger
CREMERS 12715
Prof. faculdade de medicina da FEEVALE
Mestre em Saúde Coletiva
Pós-Graduação em Geriatria
Diretor do Instituto Moriguchi - Centro de Estudos do Envelhecimento
Presidente da Sociedade Brasileira de Geriatria e Gerontologia - Seção RS

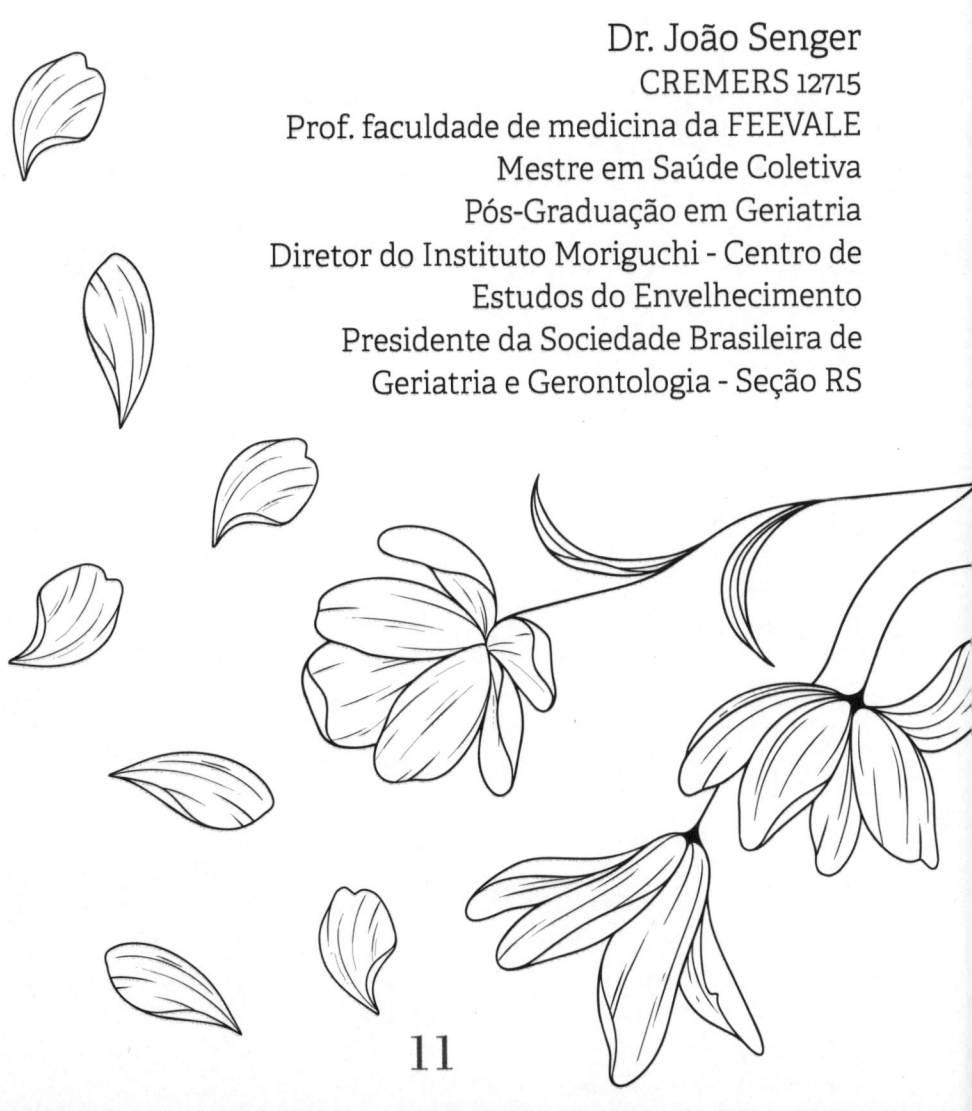

Neste livro você encontrará vídeos que complementam a narrativa. E para acessar este conteúdo é muito fácil. Você pode digitar:

www.luzdaserra.com.br/
qrcode-bonus-viver-sem-saber

Ou acessar o material através do QRcode. Aponte a câmera do seu celular para escanear a imagem do código ou baixe gratuitamente o aplicativo QR Code Reader.

A MÚSICA E AS LEMBRANÇAS . . . . . . . . . . 81
A ÚLTIMA POESIA . . . . . . . . . . . . . . . . . 103
BÔNUS . . . . . . . . . . . . . . . . . . . . . . . . 127

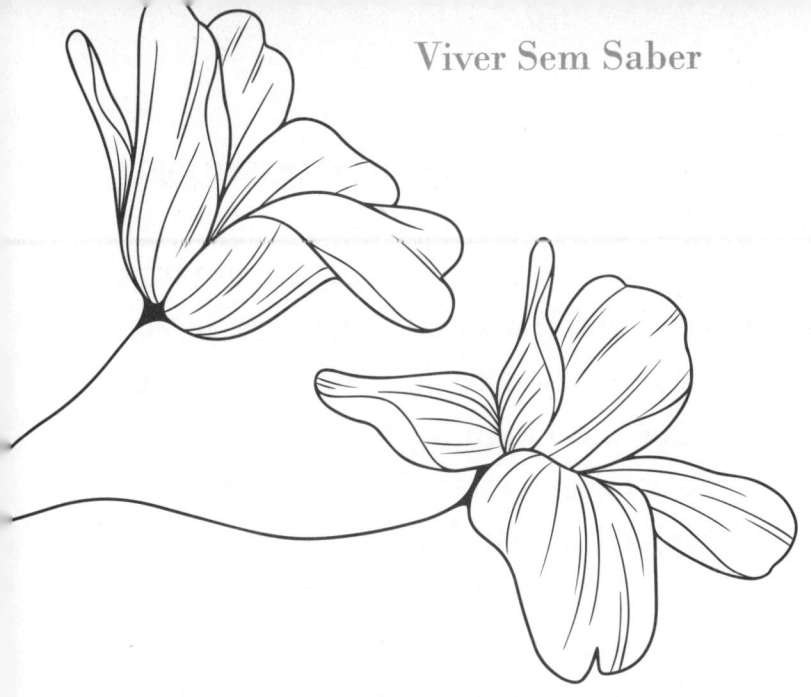

## EU PRECISO FALAR SOBRE O ALZHEIMER

 As narrativas deste livro foram motivadas, indubitavelmente, por um sentimento latente de angústia. Angústia esta que foi se avolumando dentro de mim desde que minha mãe recebeu o diagnóstico — se é que podemos chamar assim — da doença de Alzheimer, com a qual convivo há oito anos.
 A angústia estava em mim, estava generalizada, e eu precisava combater de alguma forma. Portanto, resolvi escrever, e o fazia para aliviar esses sentimentos de ansiedade, medo, incertezas e muitas dúvidas.

Confesso que no início escrevi sem pretensão alguma, e em ocasiões espaçadas. A minha angústia estava na velocidade que eu dava ao teclado. Passava semanas sem escrever nada, e então escrevia algumas passagens. Eu não queria me esquecer dos fatos, das frases ditas por minha mãe, e de alguma forma registrava, em um arquivo pessoal, o que estava acontecendo para conseguir acreditar que tudo aquilo era verdade.

O tempo, senhor da razão, foi levando minha angústia embora e trazendo em seu lugar outros sentimentos, e então eu fui entendendo e aceitando o quão rica poderia ser essa passagem para mim e para minha família. Como deixar passar em branco algo que tomou uma proporção tão grande em nossa vida? Desprezar, ignorar, esconder, negar são verbos que eu não conseguia conjugar ao falar do Alzheimer, ao contrário, a doença despertava em mim uma certa vontade de compartilhar minha vivência. E que aprendizados eu poderia compartilhar?

Eu percebia que ao me abrir para determinadas pessoas, fossem elas amigas, pessoas mais velhas, conhecidas que me perguntavam pela minha mãe, duas coisas me chamavam muito a atenção. Primeiro, o interesse pelo Alzheimer, o quanto era relevante e instigante para as pessoas ouvirem alguns relatos meus sobre o assunto. Segundo, as muitas coincidências de comportamento e de fases quando conversava com pessoas que também viviam a situação com conhecidos deles ou suas próprias famílias.

Então, pensei: o que eu relatava era importante, fazia sentido para outras pessoas? Os fatos soavam com certa familiaridade e interesse? Dessa forma, eu poderia colaborar, me colocar a serviço da informação.

Bom, quando passa um pouco da angústia, vem a vergonha. Pensava "Como eu vou escrever sobre esse tema e revelar fatos muito íntimos da vida da minha mãe com Alzheimer?"

Foi então que entendi que eu poderia escrever com verdade, com amor e com respeito, valores que fazem parte da minha vida e que foram tão bem ensinados e embasados pela educação que recebi dela e do meu pai, valores que assinam o meu entender sobre a vida, sobre as pessoas e sobre os relacionamentos.

Relações públicas de formação e com uma carreira construída no segmento de produção de eventos, sempre fui uma pessoa muito comunicativa, uma vez que a área que escolhi trabalhar exige essa desenvoltura. Mas, longe do ambiente profissional, sou reservada, prezo pelas boas amizades e pela convivência em família, especialmente ao lado do meu marido e da minha filha.

Sou uma pessoa simples, como a vida deve ser. Gosto de gente e adoro ouvir histórias, entre os meus hobbies preferidos estão coisas como caminhadas de longa distância e um bom banho de mar. Viagens também são sempre bem-vindas. A convivência com os meus sempre foi prazerosa, afinal, foi a família que sedimentou a minha trajetória, sou fruto dessa construção, desse berço, de um lar simples — pai industriário e produtor de maçãs e mãe professora —, mas cheio de amor.

Minha família é parte desta história, foi impactada por ela. Escrever este livro, de certa forma, dá voz a todos eles, traz um pouco de suas angústias, dúvidas e medos. Mas também relata nossas conquistas diárias, nossa esperança e nosso imenso amor pela dona Anninha que, ao lado do nosso pai Ari, sempre foi a nossa base.

"Constrói o teu lar sobre rocha." É o ensinamento que eu e meus irmãos recebemos de nossos pais, e o estamos levando adiante. A lição está presente também para os genros, nora e netas. Este livro é sobre uma história real de dor e sofrimento. Mas é também sobre uma família unida por um propósito em comum: cercar nossa mãe de amor e cuidados enquanto ela viver.

Assim, decidi publicar este livro com um objetivo: auxiliar outras famílias a entenderem e conhecerem um pouco das características dessa doença, mesmo que com um olhar muito pessoal, com uma lente única: a minha.

Os meus relatos estão ordenados pelas três fases conhecidas mundialmente da doença de Alzheimer: leve, moderada e severa, e foram organizados a partir do meu entendimento e das vivências que tive — e ainda tenho — ao lado de minha mãe.

O leitor vai perceber que há diferenças na quantidade de narrativas de uma fase para outra, o que pode dar a impressão da fase leve da doença ser a mais longa. Não conseguiria demarcar com precisão a duração de cada uma das fases, não dou essa certeza ao leitor. Mas, após conviver há oito anos com a doença, me ocorre comentar que há maior participação da minha mãe na fase leve, quando ainda havia muitas interações por parte dela, o que aos poucos vai se esvaindo na fase moderada e praticamente inexiste na fase severa.

Ao longo de todo o processo de criação do livro, senti em mim uma inquietação, uma busca incessante para retratar aos futuros leitores a mais pura e verdadeira realidade da convivência com a doença de Alzheimer da minha mãe.

Nesse sentido, foi fundamental para a finalização deste livro ter o reconhecimento do dr. João Senger, médico geriatra. Ele cuida da minha mãe há cinco anos e acompanha a evolução da doença conosco, aliando os recursos da medicina com ensinamentos didáticos para os familiares, interesse genuíno pelo paciente e por sua qualidade de vida, que acaba comprometida, é verdade, mas que jamais deve ser ignorada.

Quando encontramos em um profissional a segurança que nos acolhe e minimiza o sofrimento causado pela doença — no paciente e nos familiares —, encontramos mais que um médico, encontramos um amigo em quem podemos confiar, certos de que ali há o olhar que vem do coração.

Boa leitura!

# ALZHEIMER - FASE LEVE

*Difícil diagnóstico, não há sintomas muito característicos.*

*Há declínios cognitivos, perda de memória recente, repetição permanente de frases, sintomas de ansiedade, depressão e estresse.*

*Dificuldade de fazer as tarefas rotineiras.*

*Dificuldade para encontrar palavras, esquecimentos começam a piorar e se tornam muito frequentes.*

*Percebemos os sintomas característicos da fase leve da doença de Alzheimer na minha mãe no ano de 2012. Na época, ela estava com 76 anos, e não tínhamos conhecimento de que poderia ser o início da doença.*

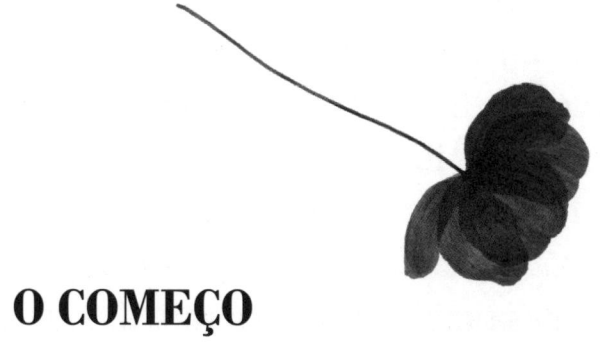

## O COMEÇO

O início do processo de demência de minha mãe foi muito difícil. E tenho certeza de que essa dificuldade não foi uma exclusividade de minha família.

Provavelmente acontece com todas as pessoas que se deparam com tal situação. A dificuldade de um diagnóstico preciso traz muitas incertezas e inseguranças sobre como agir, a quem solicitar auxílio, como interagir e conhecer melhor esse novo mundo que está surgindo e que ainda desconhecemos.

O mundo desabou sobre a minha cabeça quando percebemos que algo não ia bem com a saúde de minha mãe, e não sabíamos por onde começar a resolver as coisas.

E olha que, no nosso caso, somos três irmãos, e todos comprometidos, envolvidos e presentes. O fato de sermos três nos dá uma certa flexibilidade, pois desde o início nos dividimos nas tarefas que comumente seriam feitas por ela.

Ocorre que, além de atender a mãe diferente, era preciso atender o pai inconformado com tudo o que estava acontecendo. Era como se a pessoa que ela era tivesse ido embora, e foi... E não voltou mais. Os esquecimentos ficaram cada vez mais frequentes, da chaleira no fogão ligado à porta aberta com a chave por fora ou a mesa mal arrumada para as refeições, com apenas copos e nenhum prato, e itens que não eram de refeição na mesa, tudo isso somado a uma certa agressividade e falta de paciência. Tudo nela estava diferente, e já não víamos mais a nossa mãe ali.

A facilidade com que realizava atividades rotineiras não existia mais, as incessantes perguntas sobre o mesmo assunto eram frequentes.

Estava na hora de aprender a conviver e a aceitar essa nova pessoa. Por quantas vezes imaginei chegar na casa dela e encontrar a mesma mãe. Por mesma mãe, me refiro àquela cujo chimarrão estava sempre pronto, acompanhado de alguma guloseima ou algo para beliscar. Aquela mãe do sorriso farto, aquela da voz alta, contundente, aquela mãe conselheira e amiga.

Ela se foi... Embora estivesse ali.

Estava na hora de aceitar e conviver com as vicissitudes da vida.

Atrapalhada, chorosa, raivosa, repetitiva, desconfiada, era assim que eu a encontrava. Confesso que já não considerava aquilo um encontro.

Aliás, desconfiar e esconder, dois verbos que foram praticados frequentemente na fase leve da doença. Desconfiar de todos e de tudo, das pessoas próximas, dos filhos, do marido. Esconder coisas simples e outras nem tão simples assim. Bolos na gaveta da sala, dinheiro sabe-se lá onde, presentes não entregues, uma desorganização, uma confusão física e mental.

E não adianta você cobrar, enfrentar, discordar do porquê disso ou daquilo, a pessoa não faz mais as mesmas conexões que fazia antes, nem com ela, nem com os outros.

    Nós tínhamos na mãe uma grande solucionadora. Tudo ela dava conta, aliás, resolvia por ela e por todos à sua volta. Era incansável, uma mulher dinâmica, professora de formação, independente, inteligente e que foi surpreendida pelo início da doença de Alzheimer. Apareceram sintomas muito fortes de ansiedade, depressão, tristeza. Existia um incômodo, um desconhecido a perturbar-lhe o comportamento, trazendo dificuldades antes não percebidas para ela e familiares.

    Naturalmente, quando a família percebe que algo não vai bem, precisa agir com certa precaução para não ferir a tamanha independência de outrora: passa a levá-la de carro aos locais, não permitindo que ela dirija; faz as compras com ela, ao invés de lançá-la indefesa com cartão de crédito e dinheiro; marca, anota e dá na boca todos os remédios que ela precisa tomar; controla os compromissos como salão de beleza, médico, dentista; e, além de outras inúmeras tarefas cotidianas, talvez a mais importante: a companhia.

    Minha mãe nunca mais ficou só, por nenhum momento. Sozinhos ficamos nós, com a falta que ela nos faz, mesmo estando aqui.

## O PASSEIO DE TREM

Foi muito gradativa nossa percepção a respeito da demência de minha mãe.

Penso que muitos filhos, ao aceitarem relutantemente a velhice dos pais, postergam um pouco a ida a um geriatra, ou a um médico especializado. Percebo que foi exatamente isso que aconteceu conosco. Adiamos nossa percepção de que algo não ia bem, e íamos administrando nossas incertezas com as obviedades da idade: "A mãe está muito esquecida!", "A mãe está muito distraída!", "Ela não tem mais iniciativa para fazer as coisas!", "Está com sintomas de depressão e ansiedade!" Todos os sinais pareciam fazer parte de um contexto que se aproxima juntamente com a idade, mas na verdade era mais e maior do que isso.

O primeiro esquecimento surpreendente de minha mãe aconteceu em 2012. Havíamos combinado de fazer o passeio do trem Maria Fumaça, em Bento Gonçalves (RS), em um domingo pela manhã.

Na verdade, a gente começa a querer ganhar tempo com os nossos pais, no bom sentido, tentando encontrar formas de ficar mais perto deles, fazendo programas que, tenho certeza, na época em que éramos mais jovens, não tinham a mesma graça. E, assim, a gente se dá conta de que aqueles programas bem caretas, às vezes enfadonhos, são os que mais trarão alegria e lembranças boas ao coração. Quando muito jovens, não temos tempo, estamos envolvidos com os passeios com os amigos, os programas com a turma e preocupados somente em viver a vida. A maturidade é mais realista, ela mostra o verdadeiro valor das coisas e a finitude da vida.

Pois bem, tudo combinado na noite anterior com dona Anninha para o tal passeio de trem, lugares marcados, reservas e tickets comprados. Era buscá-la domingo pela manhã e partir.

Qual não foi a minha surpresa quando, ao buscá-la, a encontro de pijama e chambre na garagem.

"Mãe, eu combinei contigo, falamos ontem à noite sobre o passeio de trem em Bento Gonçalves."

"Não, não lembro de ter combinado!"

"Como não lembra?"

"Não. Não lembro! Meu Deus será que eu estou ficando louca?"

Depois do choque inicial, de eu ter ficado brava e intrigada com a situação, comecei o processo de entendimento, mas, ainda assim, sem dar-me conta de que muita coisa estava por vir. Ajudei-a a se arrumar, a tomar café, e então partimos.

Naquela ocasião, o passeio em si teve muito valor, vê-la lembrar da época do trem, de contar histórias dos meus avós, de escutar as canções e as trovas italianas, tudo aquilo foi muito, muito prazeroso.

Ao refletir sobre por onde começar os relatos do cotidiano de um paciente com demência na fase leve, me ocorre esse pequeno porém marcante acontecimento, que, tenho convicção, tratava-se do primeiro estágio da doença de Alzheimer, ou a fase leve, que afeta justamente a memória recente. O que combinamos ontem, o que comemos agora há pouco, quem visitamos, estes fatos muito corriqueiros, antes realizados com facilidade, e que agora serão enfrentados com muita dificuldade.

Estamos iniciando a jornada.

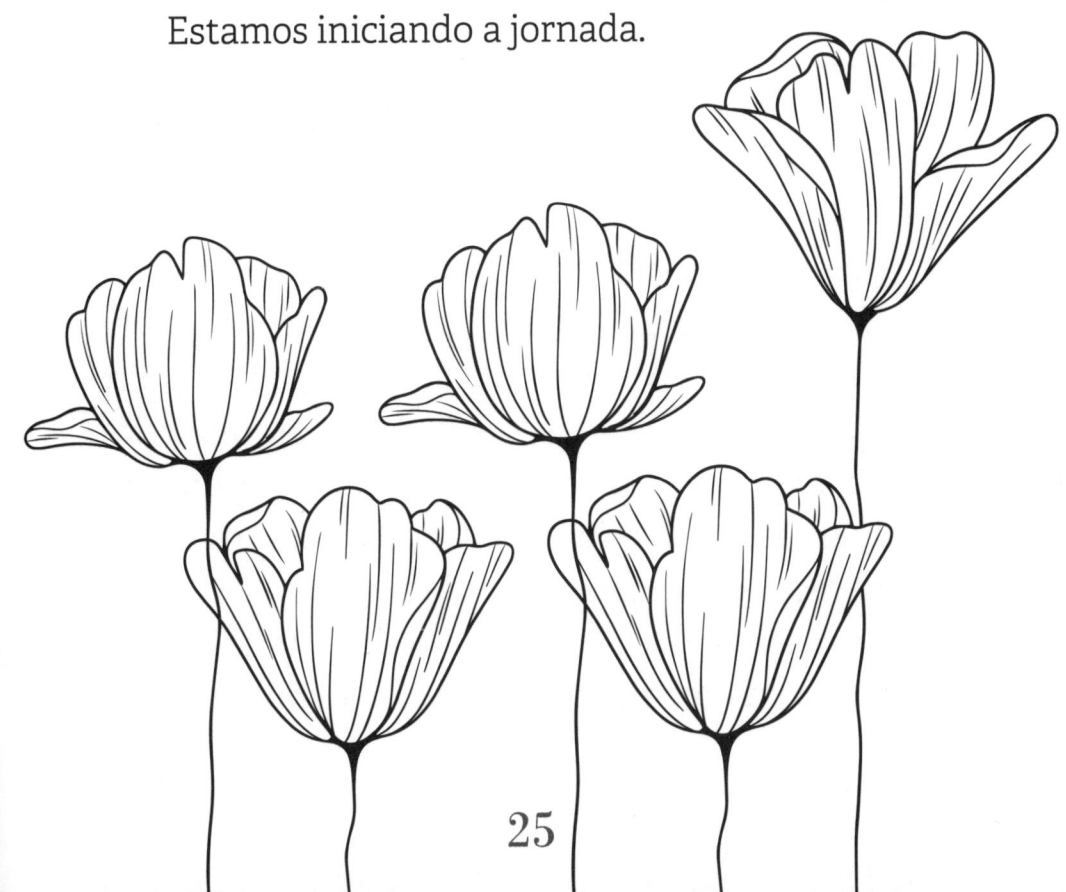

## A TRANSFORMAÇÃO: OS PRIMEIROS SINAIS SUTIS

Ao relembrar a trajetória de minha mãe, fica complexo entender o processo de transformação pelo qual ela passou.

Cresci sabendo que minha mãe era professora. Professora uma vida inteira. Por muitas vezes a ouvi dizer: "Dediquei mais tempo à escola e à causa da Educação do que a mim, minha família e meus filhos". E por muitos períodos acredito que tenha sido assim. Mas não tenho nenhum sentimento ruim sobre essa avaliação dela. Ela é a melhor mãe que eu poderia ter, embora eu entenda que muitas vezes ela subtraía sua presença em casa pela permanência e compromissos na escola.

Havia um pertencimento muito grande dela em relação à causa da Educação. Era mais que uma profissão; era uma missão. Formada em pedagogia, foi professora e diretora de diversas instituições de ensino. Depois de aposentada, seguiu trabalhando no ramo de Educação, como orientadora pedagógica e assessora de direção em uma universidade.

Anninha tinha uma vida totalmente ativa, com um componente muito propício à manutenção da saúde mental: usar o cérebro, pensar, escrever. Em função disso, passei muito tempo me perguntando como a doença de Alzheimer escolheu a minha mãe. Porque, na minha cabeça, ela não se enquadrava em nenhuma das principais causas amplamente divulgadas por várias instituições como possíveis indutores ou manifestadores da doença.

O declínio cognitivo que percebia em minha mãe no início da doença estava, no meu entender, associado à sua idade, embora não a considerasse velha aos 76 anos. Mas ela estava diferente em alguns comportamentos cotidianos. A frequência com que os atrapalhos aconteciam também era um sinal de que algo não ia bem. O esquecimento do passeio de trem foi realmente um sinal de alerta e fez com que buscássemos um médico geriatra para nos dar algumas orientações.

Não se conclui rapidamente o diagnóstico de Alzheimer. Existem, de certa forma, características enrustidas e muitas vezes coerentes com a idade, com o temperamento, que dificultam um pouco a certeza da existência do quadro demencial. Foram inúmeras as nossas incertezas. Naturalmente, a cada consulta, surgiam mais evidências. Entendi, na época, que as evidências mostravam que o percurso da velhice da minha mãe estava alterado, e após a avaliação de um dos médicos que sinalizou tratar-se de Alzheimer, busquei conhecer algumas características apontadas como possíveis indutores da doença. Percebi que minha mãe se encaixava apenas em duas características de todas as listadas abaixo, depressão e perda auditiva.

**Principais sintomas associados:**
- Hipertensão;
- Baixa escolaridade na infância;
- **Deficiência auditiva;**
- Tabagismo;
- Obesidade;
- **Depressão;**
- Diabetes;
- Baixo contato social;
- Inatividade física;
- Consumo excessivo de álcool;
- Poluição do ar;
- Lesões cerebrais traumáticas.

Me arrisco a dizer que a depressão foi uma consequência de sua perda auditiva. Foi muito impactante para a minha mãe não ouvir mais, ou ouvir com muita dificuldade, precisando do auxílio de aparelho auditivo.

Ocorre que ao precisar do aparelho auditivo, era necessário ter também uma certa organização e autonomia (coisas que a demência estava lhe tirando), para higienizar o aparelho, para entender quais sons eram melhores e/ou piores com ele, enfim, uma quantidade de detalhes que se tornaram maiores do que ela podia dar conta naquele momento.

Os sinais de que algo não ia bem iam se acumulando: um dia, irritação; outro dia, choro compulsivo; um dia, desorganização; outro dia, desorientação. Enfim, formou-se uma bola de neve, e, quando percebemos, estávamos, sim, com a mãe depressiva, perdida e atrapalhada.

Essas convicções atuais demoraram a aparecer. Hoje, passados oito anos de convivência com a doença é que percebo os sinais que ela emite, por isso a importância de um diagnóstico precoce, capaz de auxiliar e melhorar a qualidade de vida do paciente, enquanto aguardamos ansiosos pela cura ou pelo tratamento mais efetivo dessa doença, que chega sorrateiramente e que atormenta pacientes e familiares.

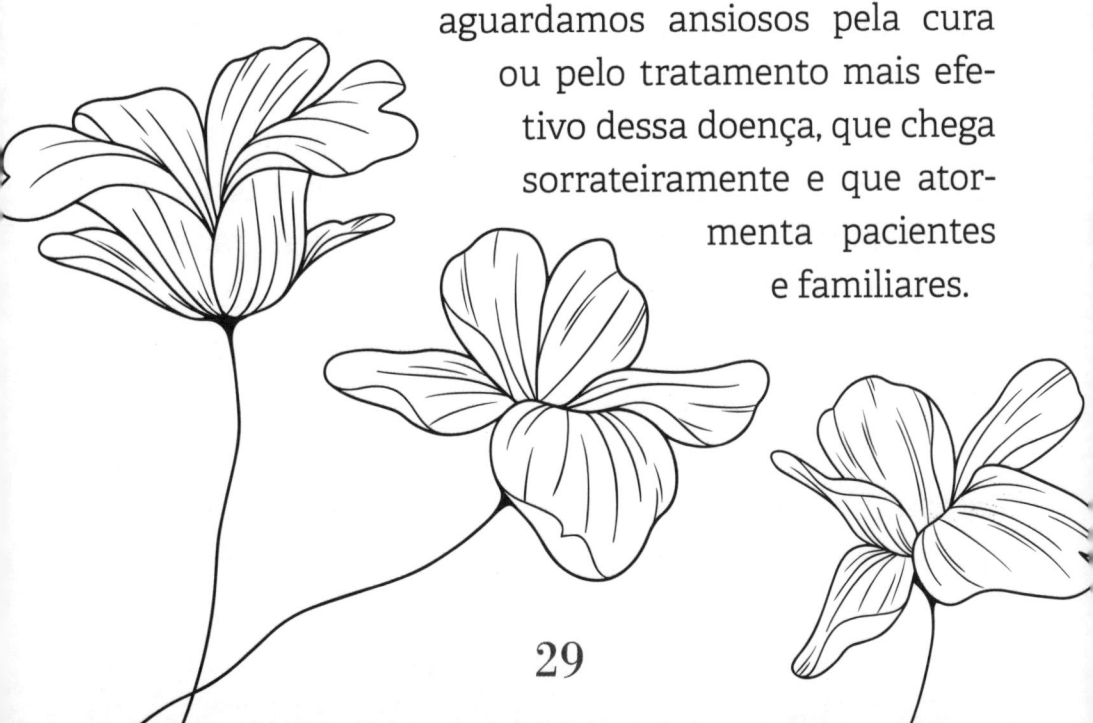

## A QUEDA

Na trajetória da chegada da velhice ou da terceira idade, os relatos de quedas de idosos nas famílias são inúmeros. A distração, associada a uma visão por vezes comprometida, o desequilíbrio, uma eventual tontura ou labirintite, a irregularidade das calçadas e calçamentos, um degrau não visto, tudo é um prato cheio para a queda dos idosos. A queda é o olhar maldoso em cima da fragilidade.

Então, a queda vem acompanhada de outras complicações. Ao cair, o idoso pode fraturar o quadril ou a bacia, quebrar perna, tornozelo, podem ocorrer luxações em diversas partes do corpo. Os ossos já estão fragilizados, a artrose é uma companheira do relógio, e a musculatura, que se recompõe facilmente na juventude, já não tem o vigor de outrora.

A queda dos idosos, no meu entender, acelera alguns processos da velhice. A falta de autonomia, de mobilidade, a difícil recuperação, a necessidade de serem auxiliados em tarefas que antes podiam fazer sozinhos, tudo pode realmente parecer maior e mais difícil na terceira idade. E é!

Com a mãe não foi diferente. Ela sofreu algumas quedas no percurso da velhice, mas a mais significativa aconteceu no ano de 2014, em um salão de beleza que ela frequentava semanalmente. Na queda, fraturou o ombro, ficou engessada e precisou de auxílio diário para as mais fáceis tarefas, além de muitas sessões de fisioterapia.

Por que considero que a queda acelera alguns processos? Porque minha mãe já estava dando sinais de muita fragilidade, distração e incapacidade, mas ainda realizava algumas pequenas tarefas do cotidiano sozinha. Depois da queda, vimos cair também sua capacidade e autonomia. Primeiro, ela negava o tempo todo que tivesse caído, por último, ao perguntarmos então o que era aquele gesso, ela respondia: "Qual gesso? Não tem gesso nenhum!"

Os cuidados noturnos precisaram ser intensificados, e neste período a disponibilidade, o amor, a paciência e os cuidados do meu irmão foram fundamentais. Ele fez companhia e cuidou dela por todas as noites enquanto ela esteve engessada. Zelava, dando comida na boca, dando banho, acordando na madrugada para virá-la na cama, levando-a ao banheiro, trocando suas roupas, desnudando sua intimidade com respeito, cautela e muito amor, exatamente como ela merece.

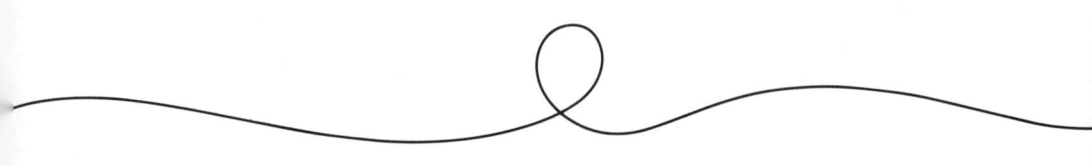

## A DOCE YOLANDA

A doce Yolanda esteve com minha família por aproximadamente 30 anos. De absoluta confiança e retidão de caráter. Significou muito na vida dos meus pais, da minha família. Era zelosa, respeitosa, calma.

Conhecia nossa história desde o início, pois foram três décadas convivendo conosco diariamente. Acompanhou nossas fases de criança, de adolescente, com namorados, com festas, nos viu crescer, casar, ter filhos e acompanhou muito de perto o início da doença de Alzheimer em nossa família. Não apenas acompanhou, mas sofreu também, e teve muita resiliência e sabedoria para suportar.

Assim como para mim, minha mãe deixou de ser a pessoa que era para Yolanda.

Tomavam café juntas pela manhã, e isso se perdeu...

Trocavam receitas e cozinhavam juntas, e isso já não foi mais possível...

Trocavam confidências e faziam desabafos pessoais de quem conquista a intimidade pela convivência diária, e isso se tornou impossível...

Trocavam favores, recompensando o amor que nutriam uma pela outra, e havia sintonia, amor e respeito, muito respeito.

A Yolanda ou Landa, como a chamávamos, tinha uma patroa amiga, alguém com quem contar. E no início do processo de demência, ela se tornou um alvo para a minha mãe. Tudo era culpa da Landa. E tudo estava errado ou malfeito. Surgia neste contexto mais uma característica da fase leve da doença, que é a questão acusatória, um comportamento muito forte de frequentemente acusar alguém, dificultando, naturalmente, a tranquilidade e a convivência com todos ao seu redor.

Minha mãe literalmente a perseguia dentro de casa, impossibilitando, ou melhor, dificultando que ela realizasse o seu trabalho rotineiro. Pior do que a perseguição, outra característica se acentuava, a desconfiança. E isso era inaceitável. A Landa sempre foi de uma confiança extrema, irretocável. "Dona Anninha desconfia de mim!", dizia ela, inconformada. Desconfiava de pequenas coisas, como itens de alimentação na despensa da casa que tinham sumido — o que na verdade não ocorria, minha mãe os havia escondido, e sabe-se lá onde. Mas tudo era culpa da Landa.

Isso se tornou insustentável, e a Landa pediu demissão. Nós lamentamos profundamente. E a Landa tinha razão em se ausentar, pois ela também estava ficando doente.

A questão persecutória é uma característica frequente da fase leve da doença, e nós, os familiares, tentávamos administrar minimizando conflitos cada vez mais recorrentes. Reforço aqui a importância de ficar atento aos sinais, que muitas vezes são mascarados, enrustidos.

Nesse caso, percebo um exemplo claro de como a convivência diária com alguém com demência adoece a todos a seu redor. A Landa, que acompanhou por meses a fio o início da demência, sucumbiu e saiu. Não suportou, com razão, a pressão à qual foi submetida. Não era mais a mesma família, nem a mesma casa, e sobretudo não era mais a dona Anninha. Estávamos todos doentes.

Depois de um tempo afastada, Landa voltou a trabalhar conosco e aprendeu a conviver com a situação, permanecendo por mais tempo junto aos meus pais, cuidando da casa, da minha mãe, e aceitando todas as "manias e loucuras" sem se importar.

O apoio de pessoas confiáveis é de vital importância para o paciente e para os familiares. A tarefa de acompanhante ou cuidador é árdua, exige muita cautela, resiliência, paciência e, acima de tudo, exige muito amor para conviver com uma doença que chega sem avisar, que não conhecemos e que não estamos preparados para enfrentar. Faz-se necessário construir uma rede de proteção e confiança mútua.

A Yolanda faleceu em agosto de 2020, dois anos após parar de trabalhar para os meus pais, vítima de um infarto fulminante. Mantinha visitas frequentes à minha mãe. Partiu sem se despedir, e ainda bem que a minha mãe não sabe.

## VAMOS PARA O NORDESTE

Uma viagem ao Nordeste e um passeio no Rio de Janeiro com a família sempre foram dois desejos de minha mãe. Sempre houve empecilhos para que esse sonho se concretizasse, ora era falta de dinheiro, ora era falta de planejamento, ora eram interesses diferentes dela e do meu pai, outras vezes, nós, os filhos, também não podíamos, em função da agenda e compromissos de cada um. Enfim, era um projeto adiado, sem data e hora marcada, sem assento reservado.

Certo dia, qual não foi nossa surpresa ao percebermos uma inquietação e inconformismo por parte de meu pai em nunca ter conseguido realizar esse sonho da mãe. Quando a doença dava sinais claros de progressão rápida e o dia de hoje já não seria mais igual ao de amanhã, a situação era a seguinte: ou a gente viajava ou a gente viajava.

O tempo estava cobrando agilidade, e a decisão exigia rapidez, para que ainda pudéssemos contemplá-la com esse presente.

"Vamos para o Nordeste!", disse ele em um dia qualquer com os filhos reunidos.

"Como? Quem? Por quê?"

"Ora como? Nós todos, filhos, netas, eu e a mãe", disse ele. "Organizem a viagem, vejam quanto vai custar e vamos viajar", e a frase derradeira: "A mãe sempre quis fazer essa viagem".

E assim foi feito. Embarcamos para o Nordeste em novembro de 2014, uma tremenda aventura cheia de apreensão. Aventura porque embora estivéssemos indo para um resort na beira da praia, com acesso a todas as comodidades, o destino era longe e exigia certo planejamento para não sermos pegos de surpresa. Planejamento idêntico a quando se viaja com filhos pequenos, e nesse caso, embora com as netas em idades de oito, seis e quatro anos, nossa maior preocupação era com as crianças de 79 e 78 anos, pai e mãe, respectivamente. A apreensão surgia porque absolutamente tudo, ou melhor, absolutamente nada, estaria sob controle. Ela iria resistir à viagem sem ter acentuada a crise de choro e ansiedade? Sem querer voltar para casa? Sem inquietações pela mudança de rotina? Íamos conseguir conter qualquer tipo de reação inesperada dentro do avião?

Nenhuma das alternativas acima tinha resposta, e mesmo assim embarcamos, apreensivos, felizes e com as devidas orientações médicas.

Família reunida rumo ao Nordeste. Percalços pequenos na ida, uma fala mais alta dela, a demora no banheiro, um cansaço muito grande na chegada, somado a certa agitação. Mas tudo contornado! Nós a conduzíamos bem, com os métodos que havíamos desenvolvido.

Não lembro de me sentir totalmente relaxada com a viagem, mas me sentia feliz de estar realizando esse sonho de minha mãe.

Os programas foram feitos: beira-mar, restaurantes típicos, banhos de piscina, curtição no hotel, caminhadas curtas e muito sol, caipirinha e chope, itens que, aliás, todos da família apreciam.

Foi inusitado perceber essa necessidade, por parte de meu pai, de realizar o desejo de minha mãe. Era um item da lista em aberto, sem conclusão. O tempo cobrou dele, não era mais possível esperar, algo nela estava diferente e logo a impossibilitaria de viajar.

A lucidez de meu pai permitiu que fizéssemos essa viagem, andavam para lá e para cá de mãos dadas feito um casal em lua-de-mel. No entanto, essa lembrança ficou com ele e conosco. Dias após termos retornado e já com certo saudosismo, mostramos as fotos para a mãe, indagando: "Mãe, tu gostaste da viagem?"

"Que viagem?" ela respondeu.

"Ora, a viagem que fizemos para o Nordeste."

"Eu nunca fui para o Nordeste. Teu pai nunca quis me levar."

Acabamos não contando ao pai essa resposta dela. Não era preciso saber, o melhor foi termos estado juntos, na forma e no tempo que nos foi permitido.

## THE VOICE

No verão de 2015, o The Voice se tornou um dos nossos programas favoritos na casa de praia da minha irmã. Nossa família não tem nenhum talento musical, zero habilidades para qualquer uma das qualidades que um profissional da música exige, mas nos divertíamos assistindo à exibição dos talentos.

Sentávamo-nos enfileirados no sofá da sala, as cadeiras igualmente arrumadas, e nos sentíamos numa arena, numa casa de espetáculos, aguardando o início do show, dando palpites das nossas apostas e preferências musicais.

Dona Anninha, sentada conosco, era uma atração a mais no programa escolhido por nós, e para isso é preciso fazer aqui uma breve explicação. Durante muito tempo, fomos vizinhos de uma família cujos filhos tinham os apelidos de Mão e Leli. O Leli, mais próximo, frequentava muito a nossa casa, era parceiro das aventuras do meu irmão e tinha uma admiradora em especial, minha mãe.

Muito bem. Acontece que a minha mãe, ao assistir conosco as temporadas do The Voice, enxergava o Leli na pele do apresentador Tiago Leifert. Sim, ela proferia centenas de vezes a frase "Olha o Leli!" cada vez que o Tiago Leifert surgia na tela — e não eram poucas.

Imagino que em todas as vezes, e fazendo conexões com o passado, ela enxergava o Leli da infância e o anunciava, em horário nobre, como um grande apresentador. Existia um entusiasmo em sua voz, um brilho no olhar, uma satisfação indiscreta, que a deixava absolutamente envolvida e concentrada na televisão, aguardando a aparição do Leli.

As repetidas frases "Olha como o Leli está bonito", "Olha o querido do Leli", "Mas é amado esse Leli", nos impediam de prestar atenção ao programa, nosso maior desafio era contar quantas vezes ela anunciava a aparição do Leli — a propósito, sempre como se fosse a primeira vez.

Certamente, as memórias mais antigas são as mais preservadas na fase leve da doença. O momento atual não se apresentava com tanto entusiasmo; era o passado, cheio de recordações e boas lembranças, o que ela cultivava.

E assim nós assistíamos o The Voice e aguardávamos, entre as apresentações dos artistas, os anúncios da minha mãe para gargalhada geral das crianças, dizendo: "Ahhhh, não, vó! Chega, a gente já viu o Leli!"

## LEVANTA E VAMOS PRA CASA

Eu e meu pai tomávamos chimarrão na sacada da casa deles, de duas a três vezes na semana, independentemente do tempo - fizesse frio, chuva, neve ou cerração e, eventualmente, tempo bom. Pontualidade inglesa, às 7h30min da manhã, horário que, confesso, me atormentava, um atraso já seria motivo de cobrança. "Como é que tu consegues se atrasar?", ele me dizia. "É acordar, se vestir e entrar no carro." E então, diante de observações tão severas, eu dificilmente me atrasava.

No caminho, ia escutando o rádio, assim já chegava com a pauta do dia atualizada. E os nossos assuntos eram variados, o futebol, especialmente o Grêmio, a corrupção, a política, as piadinhas matinais, os pássaros, o jardim, as queixas ao comportamento da mãe e um interesse genuíno pela neta mais velha, Ana Clara. "Como ela está?" "O que comeu?" "Está muito magra!" "Tu não comes nada e quer que essa guria não coma também!" E assim íamos mateando e conversando.

Normalmente, eu insistia para tomar o chimarrão na sala da casa em função do frio, mas não havia negociação, o chimarrão era na sacada e ponto final, eu que me agasalhasse melhor. Ele colocava o pala de gaúcho e o chapéu e se acomodava confortavelmente em sua cadeira. Eu tremia de frio, e o meu único conforto era a adorável companhia de meu pai, com seus conselhos, seus comentários, suas avaliações sempre resumidas e pontuais. Nossos encontros eram uma terapia entre um chimarrão e outro.

Na manhã de 28 de outubro de 2015, ele não estava na sacada, e nem havia aberto a porta, como comumente acontecia. Chamei, bati, toquei a campainha e nada. Havia algo de errado. Arrombei a janela e encontrei meu pai desacordado. Não houve o chimarrão, e nosso último mate juntos havia sido dois dias antes.

Providencia ambulância, internação, o quadro é grave, gravíssimo, UTI, breve recuperação, alta e óbito.

Nesse contexto todo da internação e óbito, ao remover meu pai de casa, passaram-se sessenta dias, e em nenhum momento ou dia, minha mãe perguntou por ele.

Você há de me perguntar por quê. Simplesmente porque ela esqueceu dele. Se não o via, consequentemente não se lembrava dele. Nada para ela acusava a ausência de meu pai, o lugar que ele se sentava para as refeições, os horários, as roupas intocadas no armário, o quarto vazio, o carro na garagem. Essa página estava em branco.

Como pode isso acontecer depois de cinquenta anos de casados?

Eu e meus irmãos, preocupados com o que mais tarde se confirmaria — a morte de nosso pai —, resolvemos levá-la ao hospital para vê-lo. São decisões difíceis, pois você não sabe que reação a pessoa terá. Fomos explicando durante o caminho aonde estávamos indo e por que, conscientes de que, no contexto em que ela se encontrava, pouco adiantava explicar, pois logo ela esqueceria novamente.

Ao chegarmos no hospital, entramos no quarto, ela deteve-se ao lado da cama dele, pegou na sua mão, a aconchegou no peito e disse: "Agora chega, pai, levanta dessa cama e vamos para casa".

Infelizmente, a sua ordem não pôde ser cumprida, mas foi possível aliviar um pouco nosso coração e fazer o que nosso sentimento pedia: promover o encontro dos dois. O encontro foi breve, mas nos confortou. Para nós, era um encontro; para eles, uma despedida. Na volta para casa, ela sequer comentou ou perguntou pelo pai.

Já havia esquecido novamente.

## O CAROÇO DA MANGA

No período de 18 de dezembro de 2015 a 6 de janeiro de 2016 — que compreende a alta hospitalar do meu pai até a sua morte —, ficamos com os dois, pai e mãe, em casa sob nossos cuidados.

Já não estava fácil nessa época administrar o furacão que estávamos atravessando com a mãe, e com o pai no hospital por dois meses seguidos, íamos dando conta da rotina dela em casa sempre com uma cuidadora de dia e outra à noite.

Levar meu pai para casa, em condições de saúde muito diferentes daquelas que ele usufruía antes, exigiu uma adaptação grande, e começamos a vivenciar uma experiência totalmente diferente, com ambos precisando de 100% de assistência.

Foi necessário instalar uma rampa de acesso na casa deles, tirar os marcos das portas para podermos transitar com cadeira de rodas, desinstalar o box do banheiro, alugar uma cama hospitalar, aparelho de oxigênio e um guincho humano.

Meu pai sempre foi um homem muito forte, alto e pesado. Não tinha profissional que conseguiria movimentá-lo sozinho, e por isso fomos orientados a alugar tal equipamento. É um trambolho, com o perdão da palavra, que coloca a pessoa em suspensão, eximindo a necessidade de fazer força e acomodando a pessoa, levantando e abaixando para a higiene, troca de fraldas, e outros afazeres. Nós nunca havíamos enfrentado uma situação parecida, e não havia escolha, era encarar ou encarar.

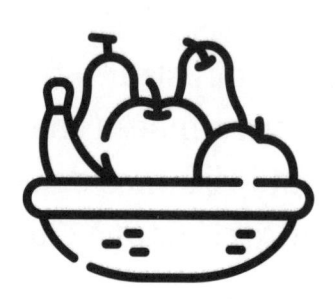

Nessa época, já contávamos com alguns enfermeiros profissionais, mas em determinado domingo, véspera de Natal, estávamos apenas nós, os filhos, com pai e mãe sob nossos cuidados.

O que fazer com a mãe, se precisávamos atender o pai e ela não ajudava? Inclusive, atrapalhava, pois ficava agitada, andava de um lado para o outro da casa, entrava e saía do quarto dele, que mais parecia um cômodo hospitalar do que um quarto.

Pensamos... "Vamos sentar a mãe na cozinha e lhe damos uma fruta pra ela se distrair comendo, enquanto atendemos o pai."

A hora era próxima ao final da manhã, e preparávamos o banho dele. Descasquei uma manga, coloquei num prato as fatias cortadas, mas deixei o caroço da manga na mesa, próximo a ela, e disse: "Mãe, fica aí que nós vamos atender o pai".

E ela ficou, ficou, ficou. Comeu toda a manga. Passaram-se, sem dúvida nenhuma, de duas a três horas. Ao atender o pai, perdemos a noção do tempo, tamanha era a complexidade para nós do que precisava ser feito, e por isso a esquecemos.

De repente, entra no quarto minha sobrinha Isadora, na época com seis anos, e diz: "Dinda, ou vocês tiram o caroço de manga da vó ou ela vai engoli-lo, e acho um pouco grande se ela engolir". Corremos para a cozinha, minha mãe no mesmo lugar, caroço em punho, liso, sem uma fibra, todo chupado, totalmente esbranquiçado. Nós a abraçamos ternamente, como se disséssemos *Desculpa, te esquecemos aqui!*.

Salvamos o caroço, mas foi por pouco!

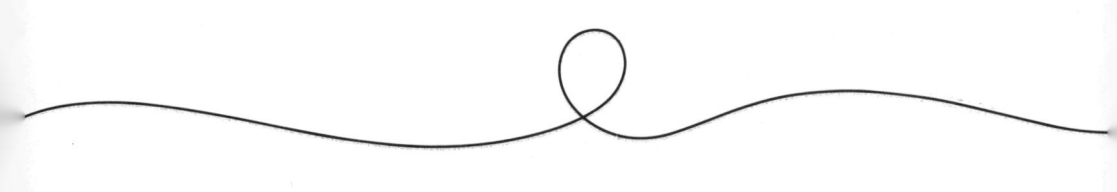

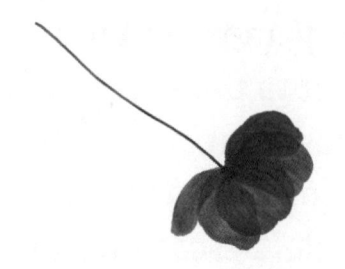

## ALZHEIMER - FASE MODERADA

*Sintomas de agitação e depressão mais frequentes, choro inusitado, uma apatia generalizada sem vontade e ou iniciativa para fazer as tarefas. Fase difícil para família encontrar o médico certo, o remédio certo, pequenas respostas das medicações, distúrbios neuropsiquiátricos.*

*São comuns: dificuldades mais evidentes no dia a dia; esquecimento de fatos mais marcantes, como o nome de pessoas próximas; dificuldade com higiene pessoal e autocuidados; incapacidade de cozinhar e cuidar da casa; maior dificuldade para falar e se expressar com clareza; alucinações e alterações de comportamento.*

*Dificuldade de orientação.*

A transição da fase leve para a fase moderada veio aproximadamente quatro anos depois. Nessa época, em 2016, minha mãe estava com 80 anos.

## ME LEVA PARA CASA

Na fase moderada, a pessoa com Alzheimer começa a ter muitas dificuldades de orientação, tanto em tempo como em espaço, e começa a se perder, tanto dentro de casa como fora dela. Além disso, em inúmeras vezes, não reconhece mais a sua casa, mas mesmo assim quer voltar para casa.

"Mas que loucura é essa?"

"Ela está em casa e quer voltar para casa?"

"Qual casa é essa que ela deseja voltar?", eu me perguntava. "A sua casa de infância? A sua primeira morada depois de casada e com filhos? Voltar a um tempo que não existe mais?"

Demorei a entender o mecanismo, e duas situações me chamavam muito a atenção. No início do processo demencial, ela saía de casa sozinha e andava em direção ao centro da cidade. Muitas vezes, algum conhecido nos ligava e avisava "Avistei a dona Anninha caminhando em tal local". Outras vezes, as funcionárias da loja de minha irmã a viam passar em frente ao estabelecimento e ela era convidada a entrar, impedindo delicadamente que ela prosseguisse.

Eu imagino que nessa época, por tratar-se de uma cidade pequena, muitas pessoas já sabiam da saúde de minha mãe e faziam a gentileza de nos avisar, conscientes dos riscos que ela corria, desatenta, atravessando a rua sem a mínima atenção, podendo sofrer algum acidente. E então, ao sermos avisados, um dos três filhos a resgatava em algum lugar. Ao encontrá-la, com jeito, a fazíamos entrar no carro e perguntávamos: "Mãe, onde tu estavas indo?" E ela respondia: "Eu estava indo para casa", mas ela havia acabado de sair de casa.

Esses fatos aconteciam com tanta frequência que entendi rapidamente que a palavra de ordem era concordar. E concordar concede a você uma tranquilidade mental de já não brigar mais com as reações inesperadas da doença, fazendo um jogo interessante para ambas as partes, para você e para o paciente.

Associado a essas fugas para ir para casa, muitas vezes eu chegava na casa dela e ela me perguntava:

"Tu vieste me buscar?"

"Sim!", eu respondia. "Onde tu queres ir?", eu perguntava.

"Para casa".

E então eu fechava, ao menos temporariamente, o confuso circuito mental ao qual ela estava submetida, a colocava no carro, dava uma volta apenas no quarteirão. Ao chegar na frente da casa ela exclamava: "Chegamos!"

Engraçado ou louco, como queira interpretar, mas o fato é que essas concessões e interpretações que fui aprendendo a fazer me davam mais habilidade e tranquilidade para lidar com essas situações.

Enxergava-me paulatinamente perdendo a expectativa de encontrá-la em casa em dias melhores, mas ganhava a lucidez que ela havia perdido ao criar a melhor forma de enfrentar o desconhecido.

**ACEITE, O ALZHEIMER É MAIS FORTE, TEIMOSO, PODEROSO E INCERTO DO QUE VOCÊ PODE IMAGINAR.**

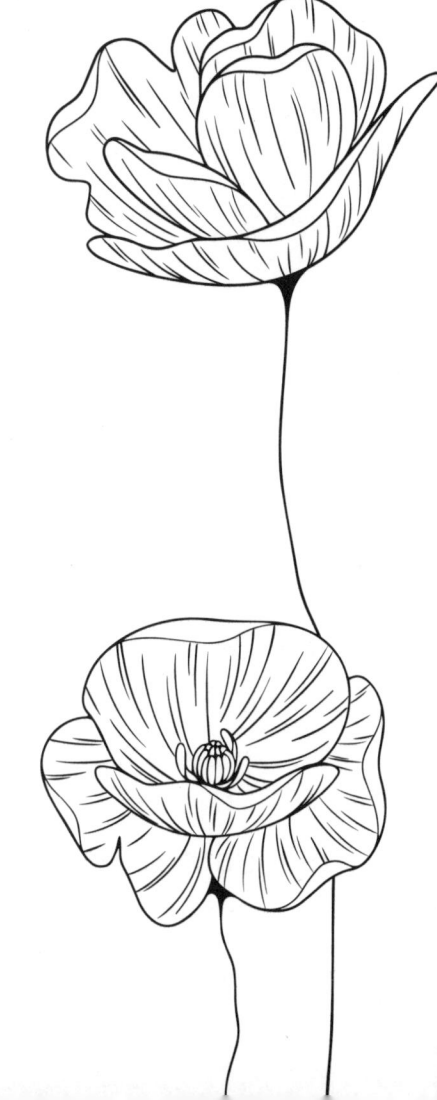

Mariela Oppitz Sorgetz

# CHEGOU A SUA VEZ DE CUIDAR

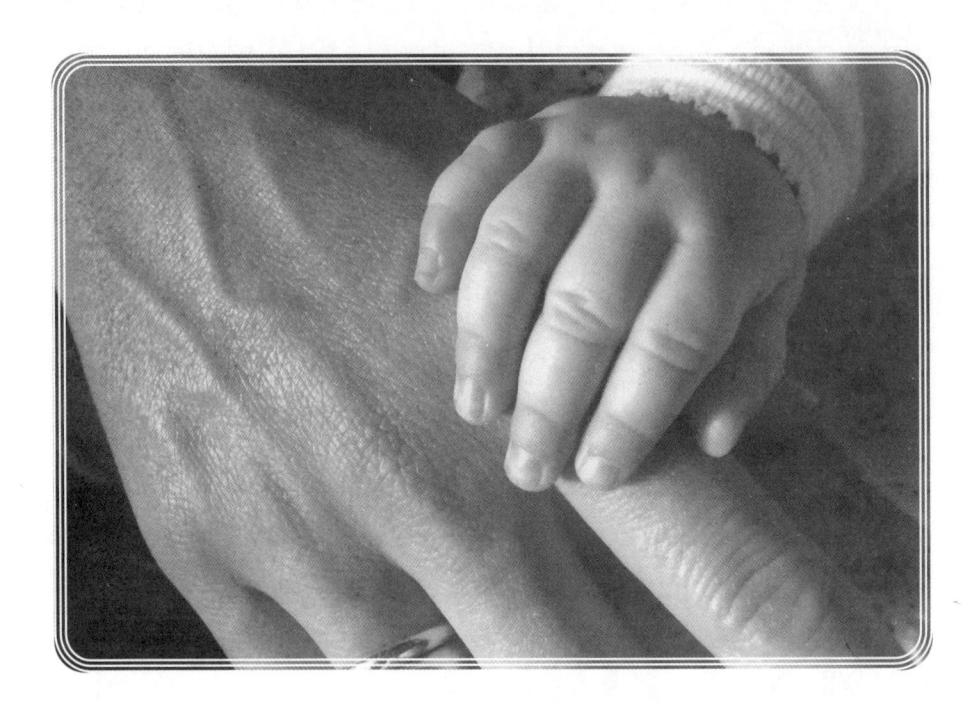

Aceitar a velhice dos pais e dispor de tempo, em meio a tantas tarefas de nossa vida adulta, para cuidar deles foi uma decisão importante e necessária em um momento da minha vida.

Cuidar deles exigiu disciplina, exigiu que eu abrisse mão de muitas coisas, uma dose extra de tempo e certa habilidade para colocar em prática o que aprendi com eles em termos de cuidados, amor, entrega e doação.

Nós, os filhos, precisamos assumir uma posição que outrora era de nossos pais. Existe uma inversão dos papéis, você vai cuidar de quem te cuidou, orientar e dizer o certo e o errado para aquele progenitor(a) cujo desempenho e poder, na sua cabeça, era inabalável.

E aceitar esse papel não é nada fácil, existe muita dificuldade e resistência de nós, como filhos, assumirmos essa condição de cuidadores, de responsáveis. E, por vezes, lutamos contra essa realidade, pela difícil aceitação desse novo cenário e pela responsabilidade que essa condição exige. Recordo a sensação da maternidade, de gerar um filho e ser o responsável por ele, pelos seus atos, pela sua sobrevivência, pelo seu conforto. Para mim, essa foi a primeira sensação ao assumir a condição de cuidadora da minha mãe junto com meus irmãos. "A mãe está doente, não sabemos ainda o que é, só sabemos que ela precisa de ajuda", era a nossa reflexão.

A inversão dos papéis estava concretizada.

E aí você, que sempre contou com a fortaleza que era sua mãe, precisa reaprender a conviver e a conhecer aquela pessoa, que já não responde mais aos seus anseios como filho. Não que ela não queira, mas pelo simples fato de que ela não consegue. Está abatida, confusa, lenta, atrapalhada, já não agiliza mais as tarefas, confunde pessoas, situações e muda o olhar — inclusive para você. O olhar está invertido, não é mais aquele que consola, é o que precisa de consolo; não é mais aquele que afaga, é o que precisa ser afagado; não é mais aquele que te motiva, e sim o olhar de quem tenta enxergar confiança e motivação no teu olhar.

É preciso confiança, motivação, fé e muita paciência para assumir e tomar as rédeas da nova fase. Reconhecer que minha mãe precisava consultar um geriatra, um especialista em idosos, foi uma decisão acertada em meio a tantas incertezas que estávamos enfrentando.

Encontrar o profissional correto, aquele em quem a família confie, também faz parte do processo. O que a família (esposo e filhos) mais deseja é acertar e aceitar. Acertar o tratamento, ter a prescrição correta dos medicamentos, requer muito mais do que uma consulta. Requer acompanhamento, uma quantidade infindável de exames, dos mais simples e corriqueiros, como um hemograma, até outros mais complexos, como uma tomografia do cérebro. Foi por meio do resultado dessa tomografia e das alterações de comportamento que recebemos o sinal de alerta.

A tomografia na época nos mostrou que a minha mãe tinha tido vários e pequenos episódios de isquemia cerebral, imperceptíveis a olho nu, mas que causaram um dano irreversível em sua memória e em suas funções cognitivas.

Outra grande dificuldade é explicar para a pessoa que ela está doente, que não aceita e não entende que a ida a um geriatra é o mais indicado nesse momento. Aí surge a máxima: "Mas vocês acham que eu estou ficando velha?"

"Não, mãe, imagina!"

E essa certeza nem sempre vem com humor, ela vem com dor, preocupação, lástima, com um olhar de finitude e inesperadamente recai sobre os filhos e a família.

E assim a vida apresenta duas alternativas: ou você escolhe sorrir e encarar, ou você escolhe chorar e negar.

Como filho, qual será a sua escolha?

## SOMOS PEGOS DE SURPRESA

Acontece de repente. E acontece rápido. Você não está preparado para não reconhecer mais a sua mãe. Ela está viva, mas não é mais a mesma.

Você já está madura e vai precisar aprender a conhecer, a aceitar e a amar aquela nova mãe. Ao mesmo tempo, você não quer essa nova mãe.

Ela já não espera mais você com o chimarrão pronto ao entardecer e no mínimo dois tipos de bolo...

Ela já não está mais tão arrumada e asseada como antes...

Ela já não está sorrindo, feliz, com a sua chegada...

Ela não está pronta para ouvir suas histórias, aliás, agora são apenas as histórias dela, e repetidas vezes. Ela não olha mais você com a ternura de sempre, seus olhos vagam num vazio que você não alcança e que dói muito na alma. Ela já não se interessa mais pelo seu dia e tampouco pergunta pelas novidades.

Ela se mostra indefesa, insegura, assustada e nem de longe parece aquela mãe leoa que você sempre teve. Você não queria ter trocado de mãe, ninguém te perguntou, te consultou ou te preparou. Você não foi avisado ou treinado para essa nova função, de ser a mãe da sua mãe, mas agora é assim que terá que ser.

E há de se ter esperança, há de se ter fé, há de se ter paciência, há de se ter humor, há de se ter muito amor, pois quem está diferente é ela. Nesse momento, você pode chorar, gritar, espernear, mas não pode desistir, não pode negar. Afinal, não foi isso que aquela sua mãe lhe ensinou.

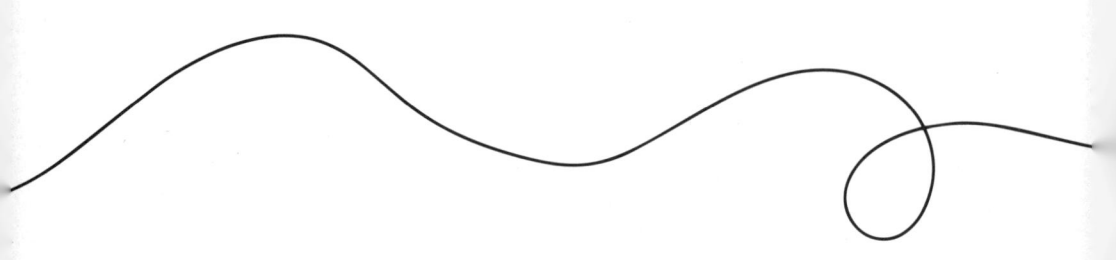

Viver Sem Saber

## NÓS, OS FILHOS, PRECISAMOS ASSUMIR UMA POSIÇÃO QUE OUTRORA ERA DE NOSSOS PAIS.

Existe uma inversão dos papéis, você vai cuidar de quem te cuidou, orientar e dizer o certo e o errado para aquele progenitor(a) cujo desempenho e poder, na sua cabeça, era inabalável.

marielaoppitzsorgetz

## O PODER DO EXEMPLO

A partir de um certo ponto, você passa a entender nas mais diversas e variadas situações o quão importantes, repetitivas, enfadonhas e chatas eram as recomendações da sua mãe, e leva muitos anos para compreender e valorizar os conselhos que ela lhe dava.

Anos se passam, ultrapassam gerações, modas e modismos vão e vêm, mas os conselhos, esses são eternizados na sua memória, e você irá repeti-los aos seus filhos, e eles irão revirar os olhos para você, em sinal de desdém, exatamente como você fazia.

"Leva um casaco, pode esfriar."

"Não sai de casa sem café da manhã, isso dá dor de cabeça."

"Cerque-se de boas companhias, as suas escolhas definem você."

"Eu te avisei!"

"Seja honesto, verdadeiro, cultive bons amigos, respeite os mais velhos."

Este último, em particular, foi o que me fez ter a certeza de que o maior ensinamento que podemos deixar aos nossos filhos é o que já dizia Gandhi, *Seja você o exemplo que quer ver no mundo*.

E carrego na memória lembranças minhas de adolescente com a minha mãe, que por sua vez cuidava da minha *nonna* Maria. Nesses anos todos de demência da minha mãe, eu me vejo repetindo os mesmos hábitos e proferindo os mesmos conselhos para minha filha. Recentemente, me vi repetindo com ela um diálogo que tive com a minha mãe há 40 anos.

Invariavelmente, minha mãe passava as tardes de domingo com a mãe dela, que não tinha Alzheimer, e eu a acompanhava. Em determinado momento, e muito menina, com vontade de fazer outro programa que não fosse visitá-la, falei: "Mãe, eu não gostaria de ir na casa da *nonna* hoje."

Minha mãe respondeu: "Você não precisa ir, mas eu preciso."

"Por quê?", perguntei.

Ela respondeu: "Porque ela é idosa e precisa dos meus cuidados."

Qual não foi a minha surpresa ao ver esse diálogo se repetir recentemente com a minha filha, me questionando por que precisávamos ir todos os finais de semana e quase todos os dias da semana na casa da vovó. Naquela situação, me vi repetindo todas as coisas que a minha mãe falava.

"Precisamos cuidar da vó."

"A vó está velhinha e doente."

"Precisa do nosso amor e da nossa companhia."

Criança entende rápido e repete o seu comportamento. O poder do exemplo: pensemos nisso, deixemos um legado de boa conduta e respeito dos jovens para com as gerações anteriores, não permita que eles enxerguem o idoso como alguém sem valor, como um estorvo.

Proporcione a convivência dos jovens e crianças com os avós, desenvolva neles a paciência para conversar, escutar repetidas histórias e lembre-se: se a vida permitir, você também vai envelhecer, e se tiver feito a lição de casa direitinho, também haverá de ter alguém para cuidar de você.

## AS LEMBRANÇAS DA SUA MÃE

Os dias não são mais iguais para quem convive com um paciente com demência. As surpresas e as conversas sem fundamento fazem parte da rotina. Nós, os filhos e os cuidadores, aprendemos a entender a conversa deles. Concordar, na maioria das vezes, é a palavra de ordem.

Mas um dia em especial eu fui pega desavisada. Ela já vinha dando indícios de muita saudade da sua mãe, *nonna* Maria, falecida em 1996. Muitas vezes ela dizia "minha mãe está atrasada", ou então "preciso ir, minha mãe está me esperando". Essas pequenas frases, ditas ao longo de vários dias e repetidas diversas vezes, eram enfrentadas diariamente, e eu ia dando desculpas, enrolando e distraindo-a, ciente de que a doença preserva no paciente uma memória antiga, fazendo com que às vezes ele ainda se imagine no passado, não reconhecendo mais sua identidade adulta.

Em uma tarde quente de verão, estávamos nós duas na sacada de sua casa, e ela me disse: "Filha, me contaram uma coisa muito triste, e eu quero que tu me digas se é verdade ou não."

"Sim, mãe, pode falar."

"É verdade que a minha mãe morreu?"

Aquela pergunta foi um soco. E ela esperava que eu dissesse a verdade, embora o mesmo assunto possa ser recorrente mil vezes, eu, naquela hora não consegui me conter, abracei ela com muita força e carinho e disse: "Sim, mãe, é verdade." E caí num pranto.

Choramos as duas, abraçadas. Ela, indefesa, diminuída, triste, parecendo ter descoberto, com surpresa, sem aviso, a morte de sua mãe. Eu, triste, boquiaberta e chocada.

Como assim? Essa é a progressão da doença? Minha *nonna* morreu há 18 anos!

Não eram mais recorrentes os esquecimentos do presente recente. Agora entrava também o passado, bem ou mal vivido, com boas e más lembranças.

## O ALZHEIMER QUEIMA A MEMÓRIA E PARTE O CORAÇÃO

Um dia, conversando com uma amiga sobre a doença da minha mãe, ela definiu com uma simplicidade instigante a perda da memória das pessoas portadoras da doença. Nessa conversa, lembro de ter relatado que ou você acompanha a doença dia a dia, e isso te faz entender a evolução das fases, ou você simplesmente não acredita.

No caso da minha mãe, que embora envelhecida nos últimos tempos, mantinha uma aparência saudável e uma beleza peculiar para sua idade, apenas a convivência com os esquecimentos frequentes do dia a dia me possibilitou acreditar. Algumas situações me chamavam muito a atenção, por exemplo:

Visitá-la no final do dia e, ao chegar de volta na minha casa, instantes depois receber um telefonema exaltado para saber por que eu não havia aparecido.

Reclamar da falta das netas. "Quanto tempo minhas netas não vêm aqui?"

"Mãe! *(já respondíamos em tom exaltado e com muita surpresa)* Estivemos aí contigo ontem, com todas as meninas, comemos pipoca, lembra? Elas andaram de balanço, você brincou."

Se é impossível lembrá-la da visita, imagina lembrá-la do que comeu ou o que fizemos na companhia dela. A memória recente fica totalmente comprometida. Eu ia contando todos esses exemplos à minha amiga, provavelmente com a intenção de desabafar, de dividir com alguém que não era da família o status do quadro.

O que ela tão bem resumiu foi o seguinte: "Mariela, pensa num computador: quando ele queima ou perde os arquivos ou pifa, dizemos que ele queimou o HD, que é irrecuperável. É isso que está acontecendo com a memória da tua mãe, os neurônios morreram, queimaram, são irrecuperáveis."

Eu me questionava: por que no início eram tantos os remédios, já que é uma doença degenerativa e sem cura? Com o tempo, entendi que parte do tratamento serve para dar mais conforto e aliviar um pouco da ansiedade, da inquietação e dos medos que a doença traz.

Onde há sofrimento, é preciso ação. E os remédios, de certa forma, agiam para deixá-la mais calma, menos agitada e até, por que não?, para deixá-la um pouco mais confortável nessa sua nova personalidade, cheia de reações que ela mesma desconhecia. Tenho certeza de que nessa fase ela sofria, havia um resquício de lucidez, pois ao dar-se conta, mesmo que por um instante, de uma lembrança, uma gafe qualquer, se desculpava, por vezes chorava, sem conseguir entender o seu novo e estranho comportamento.

Vivenciávamos a fase moderada do Alzheimer, e sabíamos que as fases vão evoluindo, o grau de criticidade aumenta, assim como a dependência e a severidade dos sintomas. Ao pensar nessa doença em fases, me atrevo a compará-la a um videogame: à medida que você avança uma fase, mais difícil vai ficando, novos obstáculos vão surgindo, e você precisa enfrentar e superar essa fase se quiser permanecer no jogo.

Mas prefiro não imaginar nesse jogo o ganhador e o derrotado, já que sabemos que o Alzheimer não tem cura. Prefiro acreditar que, nesse jogo, o amor, a compaixão, a compreensão e a paciência têm pesos muito maiores e somam muitos pontos para ambos os lados.

Vamos em frente. Ainda temos muito para vivenciar.

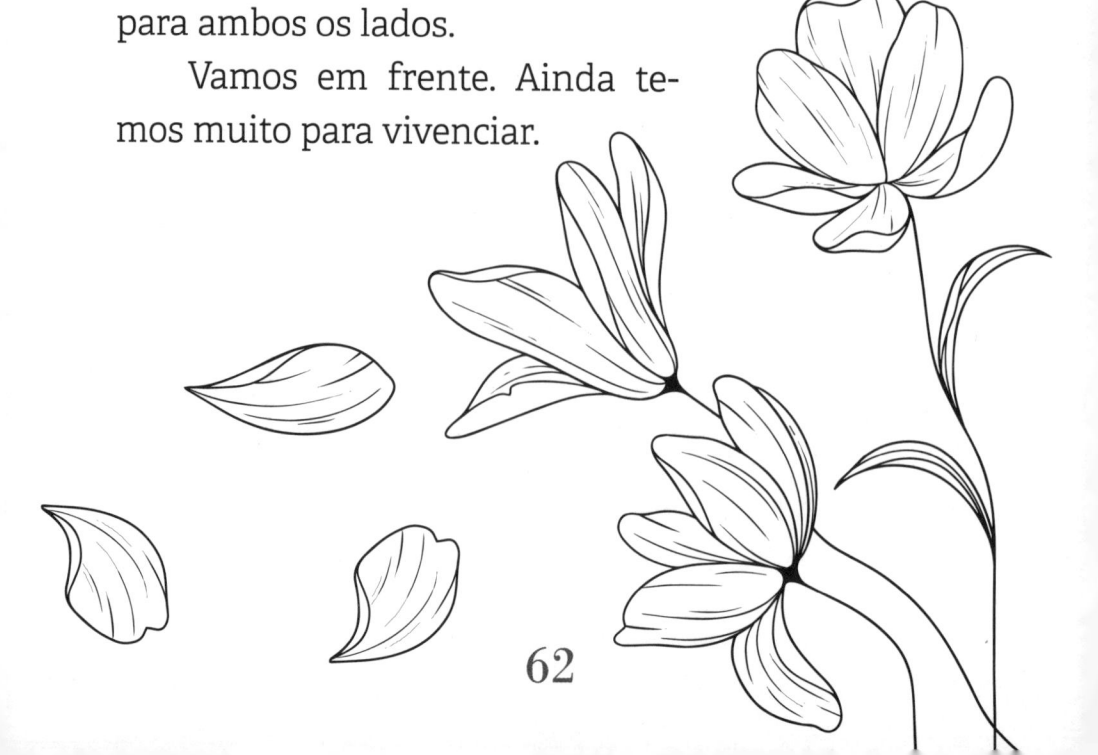

## A COLCHA DE RETALHOS

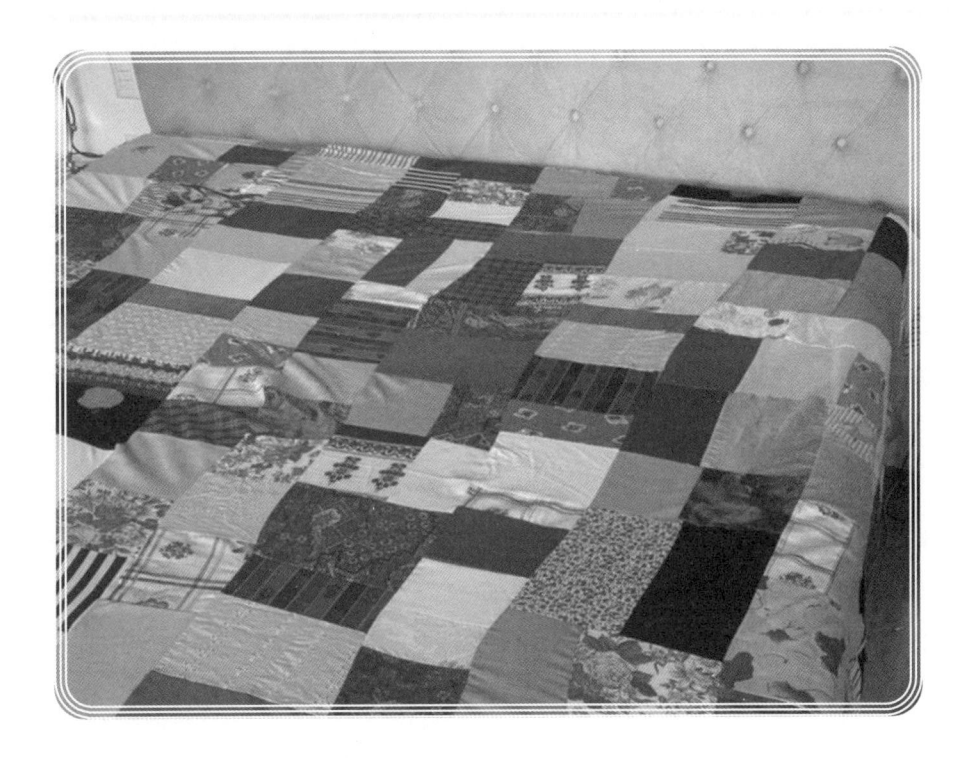

Minha mãe aprendeu a costurar muito cedo. Quando eu era criança, ouvi muitas histórias das horas passadas junto à máquina de costura. Desse aprendizado na máquina, foram muitos os vestidos de festa, roupas para dia a dia, jalecos escolares e até o vestido do seu casamento. A habilidade e o capricho com a máquina se somaram a uma outra característica: minha mãe era de uma família muito humilde, portanto, saber costurar era a oportunidade de vestir-se melhor e economizar. E assim foi.

Era reconhecida pelos vestidos bem cortados, feitos com capricho, pantalonas de bocas largas, casacos muito alinhados. Ela costurava para ela e para os três filhos. Aliava o prazer à economia. Costurava nas horas vagas, pois a vida inteira foi professora.

Sempre, desde que me conheci por gente, existiu uma máquina de costura em nossa casa. Não tardou para ela, quando eu e minha irmã ficamos moças, insistir para fazermos um curso de corte e costura. Sem sucesso, eu não tinha jeito. Depois, quando mais velha, vim a descobrir que eu não gostava da ideia de costurar porque minha mãe passava muitas horas a fio na máquina, após o expediente da escola, o que naturalmente acabava por subtrair seu tempo com a gente, algo que muitas vezes me deixava bastante chateada.

Conto essa história porque, com a chegada da doença de Alzheimer, a máquina já não era mais seu refúgio. O quarto de costura tornou-se dispensável, não havendo mais vontade, coordenação ou entusiasmo para nada.

As máquinas foram ficando "tristes", sem o barulho do pedal a rodar todas as noites. E os tecidos adquiridos ao longo de uma vida, cujos retalhos eram guardados para "caso precisasse um pedacinho", foram se acumulando e ocupando um espaço físico bem considerável.

Naturalmente, demorou um tempo até que eu e minha família assumíssemos: "A mãe não vai mais costurar. Ela não usará esses retalhos para mais nada." Você demora a aceitar e a acreditar, pois se desfazer das coisas dela é, de certa forma, vê-la morrer, mesmo estando viva.

Mas é preciso tomar decisões. Portanto, as máquinas foram doadas para uma tia que foi companheira de muitas horas de costura.

## Já os retalhos....
## Bem, os retalhos contarão uma história eterna.

Foram feitas três colchas de retalhos, uma para cada filho. Nelas está um pouco da minha mãe, que já não costura mais e tampouco saberá o valor dessa colcha. Não importa, nós sabemos. E há em cada pedaço uma memória afetiva de cada retalho que passou pelas mãos dela.

## A VAIDADE QUE SE VAI

Uma mulher vistosa. Além da beleza física, sempre foi daquelas mulheres que enchiam o ambiente. Enchia de vida, de luz, a voz alta, contundente, um sorriso aberto e os olhos muito, muito expressivos. Era bonita, elegante.

O avanço do quadro demencial traz tantas, mas tantas limitações que o descuido do paciente quanto a aparência é muito visível. Misturar pijama com roupas do dia, colocar duas ou três calças, várias blusas ou camisas é algo muito comum. Nota-se inclusive a dificuldade de vestir-se de acordo com a temperatura externa. Não há muita noção do clima, se está quente, se está frio.

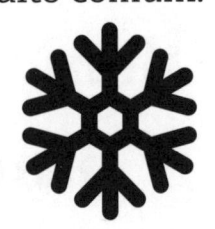

Assimilar todo esse processo pessoal traz grande dificuldade para quem cuida e para o paciente, pois nada mais é questão de pouco tempo. Todas as tarefas, sejam elas simples ou mais complexas, são demoradas e exigem muita paciência.

"Tirar por quê? Arrumar por quê? Eu quero ficar assim! Eu vou ficar assim." Agarrar-se às roupas com uma força extrema, impedindo o auxílio, também é muito comum.

Essas situações se somatizam naturalmente na hora do banho, não mais considerado um momento de relaxamento e de prazer. É um momento muito complicado. Existe um desconforto enorme, o paciente precisa de ajuda, mas não aceita voluntariamente. Reage, empurra, fica bravo, reclama. Sua intimidade está exposta, a ajuda de outrem não é uma escolha.

Lembro-me que em uma consulta médica um especialista me disse que a hora do banho é de uma complexidade absurda, por isso o paciente resiste. Observe quantas tarefas precisam ser cumpridas até que o "projeto banho" se concretize:

- Aquecer o banheiro;
- Separar a roupa limpa para colocar após o banho;
- Separar a tolha, o sabonete, a touca de banho;
- Entrar no chuveiro;
- Ensaboar-se;
- Enxaguar-se;
- Secar-se;
- Vestir-se;
- Voltar e organizar o banheiro.

Ele me alertou que observasse que mesmo as pequenas tarefas individuais já são complicadas, imagine a quantidade de insights que precisam ser colocados em prática com agilidade, apenas para o banho diário.

Aos poucos você vai entendendo que a sua mãe não toma mais banho sozinha, ela fará a higiene se houver alguém ao lado dela, dando todo o passo a passo, quase como se seguindo um manual. Não foram poucas as situações nas quais o jeito mais fácil foi entrar no chuveiro com ela.

Situações similares como escovar os dentes, outro hábito corriqueiro, fácil, até mesmo automático, não o é para um paciente com doença de Alzheimer. A pessoa fica olhando para a escova de dentes e abre a torneira. Mas não inicia a escovação, olha para você, olha para escova, olha novamente para você e pergunta: "O que eu faço com isso?"

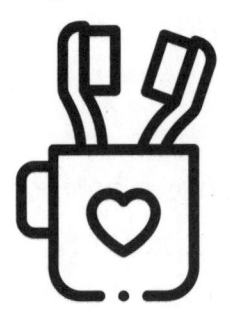

E você responde, não reconhecendo mais a sua mãe: "Escova o dentinho, mãezinha". E corre para pegar a sua escova para que ela, talvez observando você fazer, consiga repetir o gesto. Talvez...

Hábitos íntimos precisam ser enfrentados pela família. Da forma como a doença avança e se mostra, é preciso estar preparado. Mais cedo ou mais tarde, você vai desempenhar o mesmo papel de sua mãe quando você era bem pequenino. Entende?

# A SÍNDROME DO PÔR DO SOL

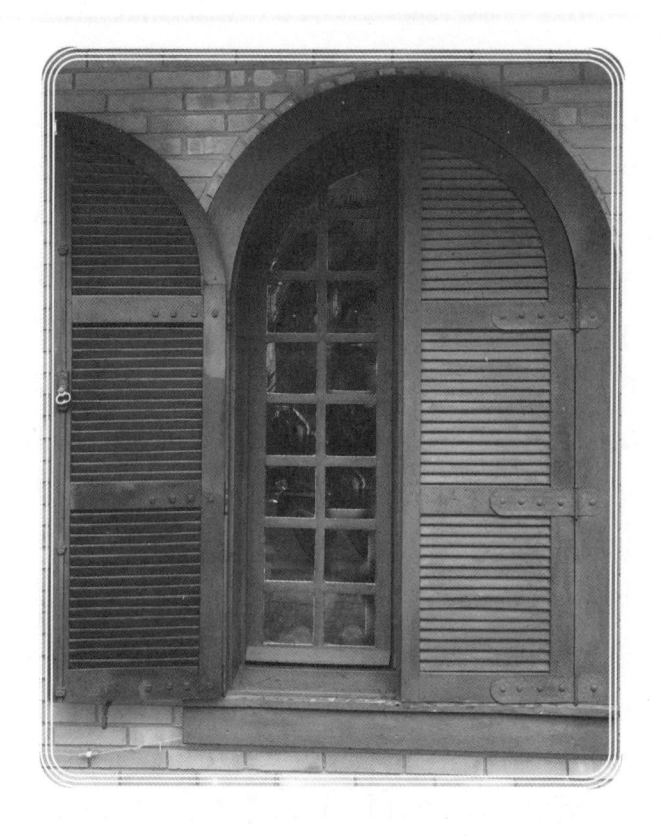

Eu não compreendia o que acontecia nos finais de tarde, e me refiro a inúmeras vezes em que cheguei à casa dos meus pais, ainda sob a luz do dia, e encontrei minha mãe muito agitada, com todas as janelas da casa — e não eram poucas — cerradas.

Ao invés da luz do sol entrando pelas janelas ou então, quando não havia sol, a claridade natural do dia, eu encontrava a minha mãe fechada em casa em uma absoluta penumbra, sem frestas, sem dar permissão para a luz entrar. A noite chegava mais cedo na casa dos meus pais, o acesso da claridade era impedido, estava vetado, não era bem-vindo.

Todos os processos que envolveram a doença dela me instigavam e me faziam querer entender o porquê disso. Fechar janelas e a casa inteira não vinha sozinho. Ela, ao realizar essa tarefa, trazia junto ansiedade, agitação, angústia, choro, medo e um tanto de sofrimento.

Já sem muita noção de como explicar por que ela fazia isso, eu me atormentava junto e ouvia inúmeras frases dispersas e soltas sobre a angústia dela. Ora tratava-se do medo de ser assaltada, ora eram pessoas que ela supostamente havia visto no pátio, outras vezes era o medo de alguém chegar, e tantas outras desculpas que me desconcertavam.

Meu marido me disse em uma das tantas conversas e desabafos que tivemos sobre a doença da minha mãe que por dois anos seguidos eu cheguei em casa chorando, após ela ter sido diagnosticada com Alzheimer. E com certeza o choro vinha quando eu saía da casa dela, à tardinha.

Hoje eu percebo que era o choro do desencontro. Eu me deslocava para a casa dela a fim de encontrá-la e não a achava mais. Era outra pessoa que vinha abrir a porta, não a mesma mãe de outrora. Inclusive, em algumas ocasiões, ela resistia para abrir a porta, desconfiada de que não fosse eu. Após concordar em abrir a porta, quem me recebia era uma mãe assustada, agitada, brava, depressiva e, certas vezes, agressiva.

Como todos os processos eram novos para nós, em uma das consultas comentei com o geriatra, dr. João Senger, sobre esse comportamento ao entardecer.

Qual não foi minha surpresa ao saber que esse comportamento tem um nome, chama-se Síndrome do Pôr do Sol, e é muito comum em indivíduos com doença de Alzheimer. A Síndrome de Sundown* é caracterizada pelo aparecimento súbito de sintomas neuropsiquiátricos como agitação, confusão e ansiedade de forma cronológica, geralmente no final da tarde ou no início da noite.

Estava explicado. Esse comportamento estava associado à doença. Era mais uma das tantas alterações que iríamos encontrar nela. Punha-se o sol, e aquele entardecer ofuscava nossa esperança de dias melhores. E estávamos só começando.

---

* Silva, Marcello Weynes Barros et al. **Sundown syndrome and symptoms of anxiety and depression in hospitalized elderly.** Dement. neuropsychol., June 2017, vol.11, no.2, p.154-161. ISSN 1980-5764

## ESPELHO, ESPELHO MEU, EXISTE ALGUÉM MAIS LINDA DO QUE EU?

Em um dos contos dos Irmãos Grimm, *Branca de Neve e os Sete Anões*, existia uma bruxa malvada que, sentindo-se ameaçada pela beleza da Branca de Neve, perguntava todos os dias ao seu espelho mágico: "Espelho, Espelho Meu, existe alguém mais bonita do que eu?"

E o espelho respondia: "És a mais bela de todas as mulheres, minha rainha."

Por que lembrei desse conto que permeou a minha infância? Porque na fase moderada da doença de Alzheimer minha mãe conversava com a sua própria imagem no espelho. Naturalmente fui surpreendida por esse fato, não sabia que existia essa característica, e na primeira vez que isso aconteceu, foi realmente impactante para mim.

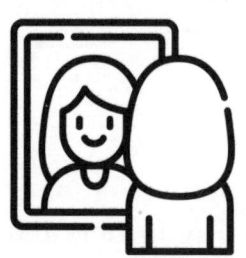

Aconteceu em uma tarde na casa dela, quando entramos juntas no banheiro de seu quarto e escutei um "Oiiiiiiii" prolongado, para a imagem dela mesma.

Assustei-me, paralisei e ainda rebati. "Para, mãe, é tu que estás no espelho!"

Depois da minha surpresa de principiante, pesquisei e entendi que a pessoa não se reconhece mais. O espelho traz a imagem de um estranho para ela, e com a qual ela pode simpatizar (como o caso da minha mãe) e querer se aproximar, ou, em outros casos, o paciente pode se sentir perseguido, sendo necessária a remoção dos espelhos da casa ou do seu campo de visão.

As intervenções e diálogos com ela mesma tornaram-se mais frequentes e eram sempre permeadas por muita simpatia com seu eu do espelho, o que me deixava relativamente mais aliviada: não haveria brigas e desavenças "entre elas". Um oi prolongado ou então "Olha ela ali", um convite bem informal, como "Vamos?", ou ainda um olhar para trás com um breve sorriso quando estava se afastando.

E então, como em tantas outras situações, se esse é o jogo, eu pensava, vamos jogar, e brincava de espelho mágico com ela quando acontecia de estarmos "as quatro" reunidas.

"Olha que linda é essa mulher!"

"Tu achas?", ela respondia.

"Eu acho. Veja os cabelos dela, os olhos, a pele, o sorriso, eu a acho maravilhosa e com uma história linda, é uma grande mulher."

Ela concluía: "Verdade, bonita mesmo!"

Eu ia transformando aquele reflexo de que algo não estava bem em algo mais leve, para nós duas, às vezes com vontade de que esses fatos também fossem um conto de fadas, e que o espelho só respondesse o que eu quisesse ouvir.

Não era um conto. Além disso era diferente, ela não era a rainha má, era a minha rainha. E em uma coisa o espelho não mentia: ela era e é realmente linda.

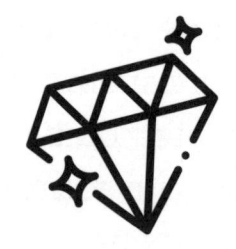

## O ANEL QUE NÃO ERA DE BRILHANTE

Sempre existiu de nossa parte e das cuidadoras uma atenção extremada de não deixá-la sozinha, acompanhar os movimentos (na época em que ela ainda se deslocava) para evitar possíveis distrações que a levariam a queda, além de controlar o vestir-se com a autonomia que lhe restava, cuidados que exigiam auxílio e atenção permanentes.

Existe uma característica que o paciente desenvolve na fase moderada que é sobrepor roupas, me refiro a colocar duas calças, duas camisetas, mais roupa íntima. Peças excedentes compõem o visual. Em todas as vezes, isso me desagradava um tanto, e perdia um bom tempo tirando as roupas e vestindo minha mãe novamente apenas com o necessário, já que nada combinava com nada, nem no tom das roupas, nem no tipo de peças, e tampouco se adequava ao clima.

Às vezes, quando era possível e o clima permitia, nós ríamos e dizíamos "Mãe, tu pareces a velhinha daquele programa *A Praça é Nossa!*", e começávamos a desmontá-la, devolvendo a ela a aparência que merecia.

Resistência, teimosia, irritação, uma reserva permanente com a intimidade e medo de se sentir invadida eram algumas das características quando precisávamos vesti-la novamente. Com jeito e horas de paciência, era possível. Assim descobríamos e enfrentávamos mais uma característica da doença e como ela se manifestava.

Ocorre que, no Natal de 2017, a ceia seria na minha casa, *seria*, e você já vai entender o tempo verbal, pois ela não aconteceu, embora tudo estivesse pronto.

Estávamos em casa minha mãe, a cuidadora, a família da minha irmã, meu irmão e sua esposa e a minha família. Éramos onze pessoas. Meu pai havia falecido no ano anterior. Tudo transcorria normalmente. A mãe tinha ido ao banheiro e estava demorando demais, muito mais do que o normal. Nós já sabíamos que mais nada era rápido. Esperamos, esperamos, esperamos e então questionamos: "Tudo bem aí?"

No que a cuidadora respondeu: "Não consigo tirar um anel que a Anninha colocou no dedo."

"Saia do banheiro e te ajudamos", solicitamos.

Saíram as duas. Minha mãe com a cara de quem nada estava entendendo, o dedo anelar um tanto inchado. Corremos para seu auxílio.

Colocamos sabonete ao redor do dedo, colocamos azeite, e fomos massageando para ver se o anel cedia um pouco, usamos a técnica do fio dental (passar o fio dental por baixo do anel, e ir enrolando ao seu redor para ver se o anel sobe até as pontas dos dedos), consultamos o dr. Google, e nada, nem sinal de conseguirmos tirar o anel.

Pânico instalado, dez pessoas ao redor da mãe, crianças chorando, mesa da ceia posta, peru enfeitado, salada, farofa e frutas. Estava formada a confusão.

"Vamos levar a mãe para o hospital", disse a minha irmã.

"Nem pensar", disse o meu cunhado. "Possivelmente eles farão no hospital o que eu posso fazer aqui!"

Ai meu Deus, então diz o que é...

"Deixe-me ver as ferramentas domésticas que tem na casa", ele ordenou.

"Senta dona Anninha ao lado do peru, segura firme o braço dela que eu vou resolver e precisa ser agora, pois o dedo está ficando roxo, vai gangrenar."

E me aparece ele com uma torquês na mão, uma ferramenta grande usada para corte e trabalho com arames e metais. Mais gritaria, pânico, crianças chorando e gritando "Não machuca a vó, não machuca a vó!" Até que, com a precisão de um cirurgião, meu cunhado corta o anel, e a única reação que escutamos da mãe foi "Ai".

Pensem na gritaria, no alívio, tínhamos resolvido o dilema do anel preso no dedo, além da nossa angústia de novamente vê-la sofrer, indefesa, inapta.

Caímos num riso nervoso e fomos todos para a rua e atiramos o anel no lago, sem nem pensar se era ou não uma joia de valor. Nossa joia foi ter resolvido o problema sem machucá-la.

E assim você vai entendendo que, na maioria das situações que envolvem o paciente com Alzheimer, quem sofre e sabe o que está acontecendo é você. O paciente está envolto na realidade dele, desconhece e ignora os fatos. Muitas vezes, a própria dor física não é externada, exigindo mais atenção da família e do cuidador.

A dor é sua, e essa percepção de entender que você sabe, e o paciente não, vai te dando mais serenidade para prosseguir e para resolver as crises.

"Vão-se os anéis, e ficam os dedos", já dizia o ditado.

## A SUPER SINCERA

Dizem que o mundo seria um caos se as pessoas usassem permanentemente a sinceridade e emitissem suas opiniões pessoais verdadeiras sem nenhum tipo de constrangimento, enxergando as coisas, as situações, os gostos, as pessoas, somente pela sua ótica (muitas vezes sem ter sido consultadas), e emitindo sua opinião sem culpa, nem ressentimentos, em alto e bom som para quem quisesse ouvir (e para aqueles que não quisessem ouvir também).

O traquejo social é um importante aliado no convívio em sociedade. Respostas inadequadas constrangem, trazem reações amargas, não são bem-vindas e raramente são aceitas, a menos que você desfrute de um alto grau de intimidade com a pessoa que está conversando. É prudente em nossas relações manter o bom senso como um aliado importante.

Mas e se a pessoa perdeu o bom senso? Não por descuido, má-fé, falta de educação e critério. Perdeu o bom senso porque a doença de Alzheimer traz com ela a dificuldade de discernimento, e o paciente manifesta muitas vezes suas insatisfações, vontades e gostos sem nenhum resquício de constrangimento, deixando aparente sua vulnerabilidade e expondo a família.

E nesse período da evolução da doença de Alzheimer foram inúmeras as manifestações super sinceras da dona Anninha. Algumas engraçadas, outras constrangedoras, outras que deveriam estar entaladas na garganta dela e que passaram a ser sistematicamente despejadas sem filtro. Com o tempo, ela começou a soltar o verbo, como se diz.

Nós, os filhos, conscientes dessa falta de critério, evitávamos permanentemente a proximidade com pessoas acima do peso ou com roupas muito coloridas e estampadas. Ela desenvolveu uma rejeição a essas características. O comentário viria certeiro e jamais era favorável.

Consciente que sou e com meu radar ligado e o senso crítico desenvolvido em função da nova atitude, mesmo que não me chamasse a atenção a estampa ou o peso, eu cuidava para não estarem ao alcance dos olhos dela pessoas com tais características.

Se estávamos caminhando, eu atravessava a rua, se entrávamos em algum lugar com um figurino "perigoso" à vista, eu desviava a atenção dela, se eu percebia que haveria algum constrangimento, dava um jeito de evitar, afinal, para ela, estava tudo normal, eu é que teria que arcar com, no mínimo, um pedido de desculpas.

Muitas vezes, nas visitas à loja da minha irmã, ao ver alguma cliente saindo do provador de roupas, ela emitia sua opinião. Diante do constrangimento, éramos obrigadas a dar explicações sobre a saúde mental de nossa mãe.

Quando íamos à missa, normalmente chegávamos uns minutos antes, e então eu usava uma estratégia de ficar posicionada entre os bancos da frente, diminuindo a quantidade de oferta para a visão aguçada de dona Anninha.

Na praia, o guarda-sol era mantido com uma distância de segurança. O distanciamento social era o melhor remédio.

Hoje, quando a fase da doença está avançada, sinto muita falta das opiniões dela, pois mesmo que inadequadas, havia interação, olhares comprometedores, gestos e falas, ação e emoção. Havia participação.

Aos poucos, a doença extrai do paciente todas essas características, o que evidencia o seu definhar, desenha uma apatia generalizada, não há praticamente mais nada que chame a atenção do paciente.

Com o tempo, aprendi a extrair o melhor de cada momento e, mesmo que sofregamente, procurei viver (e tentar compreender) todas as fases da doença. Hoje percebo que tenho saudades até dos episódios que não eram tão bons.

## A MÚSICA E AS LEMBRANÇAS

Eu escolhia passeios e caminhadas com "menor possibilidade de risco" para fazer com a minha mãe. Como estava pisando em terreno desconhecido, optava pela prudência ao escolher programas, locais e horários. E me refiro aos mais diversos locais: missa, restaurante, local público, praça, enfim, calculava os riscos, o comportamento do dia, alguma alteração mais significativa de humor. Fazia na minha cabeça uma matriz de riscos e oportunidades e então me arriscava.

Um dos programas que fazíamos constantemente bem no início da doença (nos dois primeiros anos), era caminhar. Ela gostava, e andávamos no passo dela, sem pressa, sem horário, com um plano B guardado na minha cabeça. Aconteceu muitas vezes de ela não caminhar mais, travar, teimar, cansar, e então, para esses momentos, eu já havia mapeado as possibilidades. *Vou até determinado local, se não conseguir voltar tem aquele banco que posso me sentar, tem aquela praça, tem a loja da minha irmã que é no centro da cidade, tem a igreja.*

Eu precisava sentir um mínimo de segurança para sair com ela sozinha. Todas as caminhadas eram próximas à casa dela, com uma distância calculada de percurso e tempo, me dando certa autonomia no caminho.

Um certo dia, logo no início da caminhada, escutamos uma música, e à medida que íamos nos aproximando do som, ficava mais evidente a euforia dela. Era domingo à tarde, dia das tradicionais domingueiras da terceira idade, no CTG (Centro de Tradições Gaúchas) da cidade. Escutamos a música logo que cruzamos a esquina e ao nos aproximarmos mais, a música era sentida mais de perto, mais familiar e tenho certeza de que acendeu nela a paixão antiga pelos bailes tradicionalistas que ela e meu pai frequentavam quando eram jovens e recém-casados.

Tive a audácia, a coragem, de perguntar: "Mãe, tu queres entrar?" E ela respondeu de pronto: "Quero!"

Acredito que teria que pagar a entrada, mas havia saído sem dinheiro, então perguntei para o rapaz que estava na porta se podíamos só dar uma espiadinha. Ele permitiu, e aí morou o perigo.

Quem disse que eu conseguia tirá-la lá de dentro. Ela rodopiava no salão, alegre, cantava as músicas junto com a banda, que infelizmente não lembro qual era. Tiete de salão, agarrada em mim, o "único" par disponível e corajoso na pista. Foi muito divertido, dançamos juntas sob o olhar incrédulo de algumas pessoas. "É a professora Anninha?", imagino que se perguntavam.

Ela mesma, totalmente despida dos julgamentos, preconceitos e curiosidades, apenas muito feliz, lembrando como foram doces os bailes do CTG que ela frequentava na juventude.

Atualmente, conhecendo um pouco mais das características da doença de Alzheimer e os recursos não farmacológicos existentes, sei da importância da música para os pacientes. O quanto a técnica da musicoterapia personalizada com os seus antigos gostos musicais pode proporcionar um certo conforto, despertando memórias e sensações, auxiliando no resgate das antigas recordações. Essas possibilidades trazidas pela musicoterapia auxiliam, e muito, no bem-estar do paciente.

Pesquisas indicam inclusive melhora na qualidade do humor, do sono e maior aproveitamento do convívio social, diminuindo um pouco a sensação de não pertencimento do paciente, já que muitas vezes ele não se reconhece ou reconhece aos seus, colocando-o novamente em um ambiente familiar para ele, trazendo-o, por meio da música, para uma realidade conhecida, mesmo que remotamente.

A alegria e a familiaridade da expressão de minha mãe naquela tarde de domingo não deixam dúvidas: a música faz todo sentido.

Um bom exemplo disso é o vídeo disponível no QR Code a seguir, da bailarina espanhola Marta C. Gonzalez, que foi uma das principais bailarinas do ballet de

Nova York e que, acometida pela doença de Alzheimer, reagiu de forma brilhante ao ouvir a música *O Lago dos Cisnes*. Sra. Marta faleceu em 2019, logo após a publicação do vídeo. Aponte a câmera do seu celular para escanear a imagem do código ou baixe gratuitamente o aplicativo QR Code Reader.

## COMO TER ORGASMOS MÚLTIPLOS

A leitura sempre fez parte da vida da minha mãe. Lia com assiduidade jornais, revistas e livros. Católica de formação, textos da Bíblia também estavam sempre em sua rotina.

Em uma das fases de desenvolvimento da doença, algumas coisas lhe agradavam muito: andar de carro, lendo todas as placas da estrada, e folhear revistas, jornais, livros. Muitas tardes, eu a colocava no carro e íamos passear — eu dirigindo e conversando com ela, e ela lendo as placas em alto e bom som: sejam bem-vindos, cuidado, pare, dirija com atenção, rótula a 50 metros, respeite o pedestre, nomes de restaurantes, hotéis, tudo estava ao alcance dos olhos dela.

Me acostumei com aquele novo hábito, embora ainda pensasse: como uma professora, que exercitou o cérebro por tantos anos, pode ter acabado com Alzheimer?

Há uns anos, essa leitura voraz de minha mãe me colocou em uma situação no mínimo engraçada. Estávamos na antessala de um consultório médico aguardando nosso horário da consulta. Ela ostentava uma aparência brilhante. Ao observá-la jamais se notaria que se tratava de uma pessoa com Alzheimer. Nós, os filhos, mantivemos sempre o compromisso de zelar por sua aparência, cabelos alinhados, maquiagem leve, um pequeno brinco, preservando sempre a elegância de outrora.

Sentadas lado a lado, eu e ela, aguardando o médico, e ao alcance das suas mãos havia uma dessas revistas de fofocas e intimidades que enaltecem a vida alheia. Ela, fixada na capa, não folheava a revista, apenas lia as pequenas manchetes em voz alta. Todas com uma voz imponente e professoral. Chegou em uma manchete e empalideci, quando ela leu, em alto e bom som, e ainda fez a introdução, me dizendo: "Olha aqui, filha!", e leu: "Como ter orgasmos múltiplos!"

Nem é preciso relatar que todos os olhares se voltaram para nós, em um misto de reprovação, surpresa e, por que não dizer, curiosidade: "Como pode uma mãe trazer, em público, esse tipo de assunto?"

Preferi não me explicar aos presentes na sala, tampouco tirar a revista dela: esses acontecimentos não me aborreciam mais, ao contrário, eram divertidos, aliviavam um pouco a seriedade e o enfrentamento que precisávamos ter.

Aos poucos, fui aprendendo a fazer escolhas menos duras, me importar menos, sofrer menos, não ter vergonha. Nesse dia, escolhi relaxar e sorrir, e juntas demos uma linda gargalhada. E ainda pensei: conselho de mãe não se desperdiça — em hipótese alguma.

## O ATESTADO DE INCAPAZ

No ano de 2018, foi preciso providenciar o atestado de incapacidade para a mãe. Também conhecido como curatela, trata-se de um encargo público deferido por lei a alguém para dirigir a pessoa maior de idade e administrar seus bens quando, em virtude de doença ou de deficiência mental, ela não estiver em condições de fazê-lo por si.

No caso da minha mãe, à medida que a demência ia avançando, percebíamos a total incapacidade dela de gerenciar suas próprias finanças e contas. Dinheiro escondido, folhas de talão de cheque dispersas em bolsas variadas, cartão do banco amassado, quase quebrado, foram muitas as situações que nos fizeram perceber que estava na hora de intervir.

Nesse ponto, também existia uma preocupação grande de que, devido à sua incapacidade, ela pudesse ser enganada, extorquida ou que emprestasse dinheiro sem saber a quem, entre tantas outras peculiaridades que podem envolver um idoso na sua ingenuidade e incapacidade provocada pela doença.

Não são poucas as vezes que escutamos notícias a respeito de quadrilhas de má-fé que se aproveitam da fragilidade para extorquir dinheiro de idosos.

Bem, tomada mais essa decisão sobre a necessidade de assumirmos a condição de curatela da minha mãe, resolvemos entre os três irmãos que quem ficaria com a tutela, assumindo e gerenciando os recursos da mãe — que eram apenas os rendimentos dela como professora aposentada —, seria a minha irmã. Marcada a audiência com o juiz, minha mãe e minha irmã compareceram na hora marcada.

Já relatei em outros textos nossa preocupação em mantê-la sempre muito bem-arrumada, asseada e com a aparência de outrora, a não ser pelos evidentes sinais da idade. Esse cuidado dava a impressão de tratar-se de apenas mais uma idosa, sem a demência que restringia e impossibilitava suas aptidões.

Preciso dizer que nessa época ela ainda conversava e respondia quando questionada, interagindo em determinadas ocasiões.

Minha irmã se apresenta como filha, justifica o pedido encaminhado com antecedência, e o juiz se manifesta, promovendo o diálogo que relato abaixo.

Juiz: "Boa tarde dona, Anninha!"

Anninha: "Boa tarde!"

"Tudo bem com a senhora?"

"Sim, tudo bem..."

"A senhora sabe me dizer quem é essa moça bonita aí ao lado da senhora?"

"Sei, claro que sei!"

"Então me diga quem ela é?"

E minha mãe responde: "Essa aí", apontando para minha irmã, "essa aí é minha prima do interior!"

Riso nervoso por parte da minha irmã, juiz sem nada mais a perguntar, assina o pedido de curatela nomeando minha irmã como responsável.

A certidão de interdição de inteiro teor que comprova isso é um papel frio e sem sentimentos, que me levou às lágrimas quando o recebemos. O papel, em sua frieza, seu aspecto técnico e sem sentimento algum, comprova que minha mãe é incapaz, e dói ler isso, dói sentir isso, dói aceitar isso. Pensava nela e me ocorria: *Meu Deus, se ela soubesse, que ofensa seria.*

Ainda bem que ela não sabe, e isso diminui a minha dor, eu é que sei e vou dando um jeito de administrar a minha capacidade de entender.

## Embora ainda relute em aceitar.

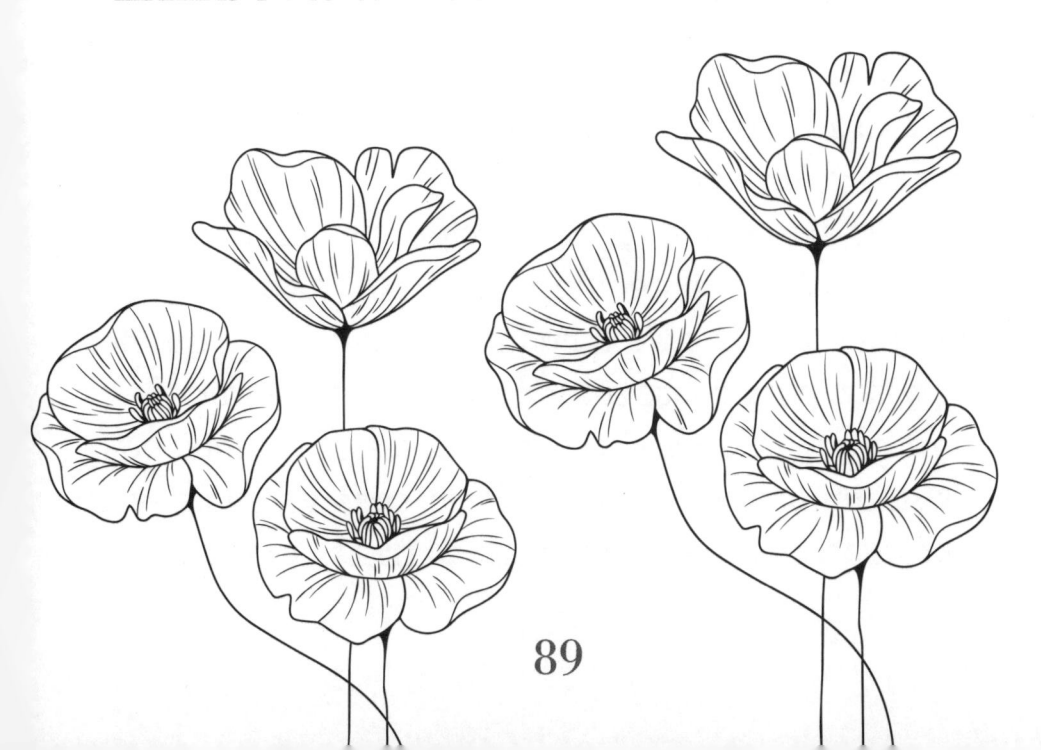

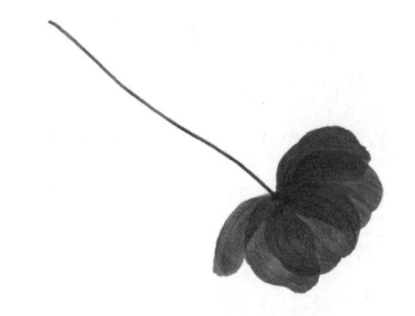

## ALZHEIMER - FASE SEVERA

*Exige cuidados permanentes, dependência total, 24 horas por dia de cuidados quanto a higiene, alimentação, repouso;*
*Entra em um mundo muito particular, apatia;*
*Não reconhece mais os familiares;*
*Tem dificuldade para locomover-se, observa-se certa rigidez muscular;*
*Dificuldade para deglutição;*
*Existe uma involução (retorno à origem), podendo às vezes deitar-se em posição fetal;*
*Não existe uma regra específica de duração para cada fase. No caso de minha mãe, a duração da fase moderada durou aproximadamente dois anos, quando passou para a fase severa, na nossa percepção.*
*No ano de 2018, então com 82 anos, as dificuldades, as limitações e a dependência, cada vez mais evidenciadas, nos davam a certeza do triste prognóstico.*

## CASA DE REPOUSO

Atualmente, a palavra asilo já não é mais utilizada quando falamos de um local onde os idosos vivem depois de certa idade, seja por escolha, por necessidade, segurança — deles e da família. Hoje, esses locais são comumente conhecidos como Instituição de Longa Permanência para Idosos (ILPI).

Quando minha mãe era mais nova — ela deveria ter uns 60, 65 anos, e desfrutava de sua mais altiva saúde física e mental — em nossas conversas sobre envelhecer, e me refiro a conversas de mais de 20 anos atrás, ela sempre nos dizia: "Eu quero pedir um favor para vocês: no fim da vida, nunca me levem para um asilo, eu não quero."

Lembro-me de, na época, isso me soar muito distante, afinal, ela estava cheia de vida, de saúde, de energia, que nem sequer passavam pela minha cabeça os cuidados que teríamos de ter nesse tempo que acabou por chegar.

Lembrar-me disso agora alegra o meu coração e me deixa em paz, saber que nós, os filhos, conseguimos cumprir um desejo seu, manifestado muito antes que ela imaginasse que teria essa doença.

Conseguimos chegar a um elevado estágio de segurança e conforto, proporcionando as melhores condições em seu lar, com conforto, acessibilidade, luminosidade, e cuidados 24 horas por dia. Foram inúmeros os profissionais que passaram pela nossa casa, foram turnos e turnos de incerteza se daríamos conta dessa missão, mas, graças a Deus, seu desejo se cumpriu.

Não há nenhuma intenção de proferir julgamentos para tantas outras famílias que não dispõem da mesma sorte ou recursos que a minha, ainda mais porque há locais muito dignos que cuidam muito bem dos idosos, e há tantas histórias que cada família cultiva, que meu intuito não é criticar, apenas agradecer, pois conseguimos cumprir com uma vontade muito antiga de minha mãe, manifestada precocemente ainda em sua sobriedade.

E assim será, por todos os dias, até o fim dessa estrada: em casa, como tu sempre quis.

## MARA MARAVILHA

Algumas histórias são capítulos especiais e que merecem o devido destaque na saga de nossa família com os cuidados com a minha mãe. Um desses capítulos se chama Mara. Nós a chamamos Mara Maravilha ou Mara Maravilhosa. E já, já você vai entender por quê.

Mara chegou em nossa vida no início de 2016. Nós a conhecemos no hospital quando estávamos acompanhando a recuperação cirúrgica do meu pai, que havia sofrido um mal súbito.

Ao retornar para casa, depois de 50 dias internado, ele precisou de cuidados especiais, sendo necessária a contratação de uma cuidadora, e a Mara foi convidada para ocupar essa função. Acontece que ele faleceu poucos dias depois.

E a Mara, cuja contratação já havia sido feita, passou a atender a nossa mãe que, nessa época, já exigia atenção permanente com uma escala de cuidadoras durante o dia e a noite.

Com o tempo, descobrimos que a Mara saía da casa da minha mãe e ia dormir na casa de outra senhora. "Mara, se dormes na casa de outra senhora e segue trabalhando à noite, podes dormir aqui com a mãe?"

Ao que ela prontamente respondeu: "Sim, tão logo a outra família consiga alguém para me substituir."

Nosso intuito era, em grande parte, preservar a mãe da mudança de acompanhantes noturnos, pois o paciente com Alzheimer é avesso a muitas mudanças, não tolera e estranha novas companhias, sendo o mais recomendado o máximo de rotina possível.

E a Mara nos disse sim, o que fez nossos dias mais leves, trazendo tranquilidade, paz, serenidade, confiança e muita alegria para os dias de minha mãe e também para os nossos.

Ela traz no seu DNA uma alegria contagiante, dona de um carro com cílios nos faróis e estofados com estampa de tigre, é impossível não vê-la chegando: abusa de óculos grandes, roupas cor-de-rosa e descoladas. Alma rica, espírito iluminado.

A Mara foi renunciando às suas coisas para cuidar da mãe. Ela tinha uma cadelinha, a Belinha, que exigia atenção dela à noite, em feriados, em domingos. Presenteou um amigo com a Belinha, pois ela já estava ocupada demais com a minha mãe.

Mantinha um apartamento que usufruía muito pouco, em apenas dois finais de semana de folga por mês. Desfez-se do apartamento e de suas coisas, e num ato de amor incondicional, inquestionável, e com a nossa aprovação e convite, ela foi morar com a minha mãe.

Ter uma Mara Maravilha na vida de uma família com um paciente de Alzheimer é ter um anjo da guarda, um enviado de Deus. Ela zela pela minha mãe 24 horas por dia, sete dias por semana e durante todos os dias do ano. Ela é como parte da nossa família, as crianças a amam, pois ela traz a juventude, a displicência, o desprendimento que os jovens adoram.

Só tenho a agradecer — minha família, minha rotina, meus negócios estariam com menor atenção da minha parte, se não fosse toda essa dedicação, confiança e assistência dela.

Minha mãe a procura com o olhar, a reconhece na voz, é orientada pelo seu comando carinhoso e forte, de quem não deixa dúvidas de que sabe o que está fazendo.

Se anjos da guarda têm nome, um deles se chama Mara, um anagrama de amar.

## A HORA DO CHÁ

Existia uma tradição na turma das professoras da minha mãe, desde o tempo que lecionavam juntas. Refiro-me aos chás que eram realizados para comemorar os aniversários de cada uma delas, minha mãe, Anninha, e algumas das professoras de muitas gerações dos jovens da cidade.

Próximo às datas dos aniversários, dois ou três telefonemas eram feitos, uma delas se encarregava de avisar o restante do grupo e pronto, estavam todas reunidas ao redor de uma mesa para o chá. Lembro-me que nas comemorações do aniversário da minha mãe (26 de julho), o tradicional chá era repetidamente o mesmo, sem os modismos e invenções de hoje em dia — e como era bom!

Se havia alguma variação era no sabor da torta, mas normalmente era o sabor Marta Rocha mesmo. E também uma torta fria, daquelas caseiras, com maionese, presunto, queijo, cenoura e frango desfiado, alguns salgadinhos, cachorro-quente e docinhos. Posso sentir o cheiro do chá de maçã fervendo desde cedo no fogão da cozinha, em uma panela alta com bastante cravo, canela e maçã desidratada.

Não precisava de nada além disso, apenas a companhia e as boas histórias que nutriam aquele grupo. Eu e minha irmã já reservávamos o dia 26 de julho para comemorar o aniversário da mãe. A doce Yolanda, desde cedo, limpando a melhor louça, fazendo o chá e recebendo as orientações da dona Anninha, que nesse dia, e ainda cedo, já estava no salão de beleza.

Como achava linda essa intimidade delas. Era uma tarde especial, recordo com o coração alegre, e consigo ouvi-las chamando minha mãe pelo apelido carinhoso de "Nêga", o mesmo apelido com o qual meu pai a chamava e o mesmo com o qual sou chamada desde sempre pelo meu marido.

O último aniversário que fizemos para a minha mãe com as professoras foi em 2017. Nesse encontro (e me refiro como a última vez que se reuniram no seu aniversário), já não se ouviu mais a sua voz, e ela parou de entender que acontecimento era aquele. A torta e o chá foram dados na boca, e o olhar acusava tratar-se de um evento desconhecido para ela. Lembro de algumas vezes insistir: "Mãe, tu lembras? São as professoras... tuas colegas da escola."

Com o tempo entendi, aquelas perguntas não cabiam mais para ela, pois a ausência da resposta comprovava a fase que estávamos vivendo, a fase severa, o adentrar em um mundo particular, inatingível.

Não importa o quão diferente tenha sido esse último encontro, onde o silêncio dela foi ensurdecedor. O que importa é que todos os outros, tenho certeza, estarão para sempre guardados no coração e na memória daquele lindo grupo de professoras, aguçando a necessidade de viver, de festejar e de estar próximo aos amigos que trazem lembranças de anos muitos felizes.

## QUANDO A SUA VOZ SILENCIOU

Foi acontecendo aos poucos, talvez para que nos acostumássemos a não ouvi-la mais. De frases entrecortadas e inacabadas a murmúrios, de murmúrios a uma língua estranha, enrolada e sem nexo, e dessa língua estranha e sem nexo ao silêncio. De espaços muito prolongados de mudez, inesperadamente, uma palavra, um som sem sentido.

Ela silenciou, e o silêncio me calou fundo. Era como se ela dissesse "resolvam por mim, façam por mim, pensem por mim, adivinhem por mim." Era isso que eu parecia escutar.

Embora tenha sido um processo — do início da doença ao estágio de não falar mais passaram-se quatro anos —, eu sentia que teríamos mais uma fase a vencer.

Estávamos em 2018. O que nos dava certo entendimento do que ela desejava ou sentia eram os sinais, as expressões que ela demonstrava e que, com o tempo, aprendemos a decifrar. Quando num movimento mais brusco ao sentá-la, colocava a mão no quadril, identificávamos que ela deveria estar com dor, uma dor que já sentia antes com o desgaste severo que vivia e, não conseguindo mais falar, o seu manifesto era no olhar, na expressão, como quem diz: "Cuida, isso dói."

E se ela tiver fome? E se ela tiver sede? E se ela quiser ir ao banheiro? E se sentir calor? E caso sinta frio? Essas eram perguntas que queríamos resposta e, na ausência desta, associada a já aparente dificuldade de cognição, passamos a entendê-la por evidências, por sinais, passamos a cuidar mais do tempo, dos intervalos entre uma tarefa e outra. Passamos a conhecê-la minuciosamente.

É preciso estar muito atenta a todos os incômodos e solicitações silenciosas, nas alterações de comportamento, certa irritação ou braveza, sono perturbado, ausência de apetite, manuseio insistente das mãos, todos esses sintomas podem ser sinal de algum incômodo, é um tipo de mecanismo ou uma forma de chamar a atenção usada pelo paciente para se comunicar.

"Não esperem mais que ela solicite, façam! Criem uma rotina diária que vocês e/ou a cuidadora consigam cumprir, sem sobressaltos, sem mudanças radicais, e assim vocês a entenderão melhor." Foi essa a recomendação que recebemos do geriatra. O paciente com Alzheimer precisa de rotina.

Ao estabelecermos a rotina de uma forma bem organizada — horários definidos para acordar, para a higiene, para as refeições, o descanso e a hora de dormir —, foi possível ir percebendo e conhecendo melhor os sinais e as necessidades dela, fazendo da rotina diária uma grande aliada na sua qualidade de vida.

"Como um bebê?" Você poderá se questionar.

Sim, exatamente assim.

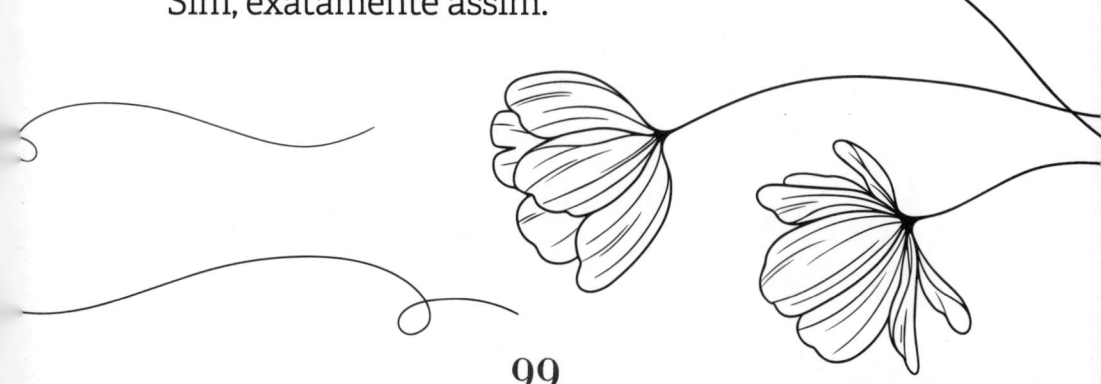

## QUE BEIJINHO DOCE QUE ELA TEM!

Houve uma fase muito querida por nós, os filhos e as netas. Virou uma disputa para decidir quem seria o felizardo, quem ganharia mais e com qual intensidade e interesse. Me refiro aos beijos prolongados que ela nos dava, usando o gesto como uma forma de se comunicar. Bastava oferecermos a face e dizer: "Eu quero ganhar um beijo!"

Ela então nos olhava, lábios grudados no rosto do ofertante, e os beijos iam saindo sem economia, seguidos, um atrás do outro. Eram fartos e ainda faziam barulho, eram estralados, soavam como fogos de artifício em nossos rostos e corações.

E aquela mãe carinhosa com a qual convivemos estava ali, no silêncio da voz, mas ainda no calor do afeto, fazendo-nos lembrar de tempos muito felizes.

Acho que às vezes se sentia "explorada", pois chegávamos mais do que um filho junto, às vezes com as netas junto, fazendo fila. O primeiro da fila era sempre o felizardo, o beijo era mais demorado, com mais vontade. Outras vezes, no segundo candidato, os beijos cessavam e não saía nada, nem sinal, nem biquinho, nem barulho, as fichas tinham acabado, e tínhamos que dispersar a fila. Nessas situações, brincávamos entre nós: "Ahhh eu ganhei beijo, tu não!"

"Quem obedece ganha beijo!"

Disputávamos essa preferência inocente, brincando como quando éramos crianças.

Tivemos muitos momentos assim, ternos, doces, de total divertimento, de estarmos relaxados com a situação, de desfrutarmos das brincadeiras que eram possíveis. As netas, em determinados momentos, abusavam da inocência da vó, fazendo penteados com chuquinhas e maquiagens infantis.

Nenhuma lição foi desperdiçada nessa história, algumas foram mais fáceis, outras foram mais difíceis. Para tantas precisamos de orientação e auxílio, mas nenhuma, nenhuma mesmo, foi em vão.

## ELA AINDA CONHECE VOCÊS?

É sabido que na fase severa do Alzheimer o paciente passa a não reconhecer parentes e pessoas próximas, incluindo os próprios filhos e marido, além de sobrinhos, irmãos e primos.

Já havia lido a respeito dessa fase e ficava muito ansiosa, eu não gostava de pensar a respeito, eu não poderia imaginar o dia em que a minha mãe não me reconheceria mais. Isso não acontece repentinamente, mas você percebe que em determinados dias há uma confusão mental, você chega, conversa com ela, se aproxima, e não há qualquer reação. E então, aos poucos, vai se dando conta do inevitável, ela esqueceu quem você é, ou melhor, não reconhece mais você.

Confesso que algumas vezes evitava ler sobre o assunto, não saber tudo a respeito da doença. Enxergava a minha ignorância como a melhor forma de me proteger do sofrimento, embora ele estivesse ali de plantão, como um vigilante à espreita.

E então, quando eu tentava me esquecer dessa fase — me iludindo, me esquivando —, aparecia a curiosidade normal das pessoas, questionando: "Ela ainda reconhece vocês?"

Confesso que na maioria das vezes minha resposta foi um sorriso, com um ar de "o que isso realmente importa?" Em outras tantas vezes, respondi o que realmente sinto: "Eu prefiro imaginar que o olhar da minha mãe é de quem me conhece, tem amor, tem afeto, encontra o meu olhar de um jeito diferente." É exatamente assim que a sinto, em olhares muito profundos sobre mim. Embora não pronuncie mais o meu nome.

Outras vezes, procurando atribuir mais dignidade a essa fase dela, eu respondia: "Tenho dúvidas de que ela ainda nos conhece, mas isso é o que menos importa, eu a conheço, sei quem ela é, o quanto se dedicou como mãe, quantas renúncias fez em nome dos filhos, quantos conselhos, preocupações e ensinamentos diários nessa caminhada tão aventureira que é ser mãe."

Nem sempre a certeza da resposta é a melhor opção. A incerteza permite um viés de ilusão, de sonho e de esperança, que jamais deve morrer em nossos corações.

## A ÚLTIMA POESIA

### Chimarrão

"Amargo doce que eu sorvo, num beijo em lábios de prata;
tens o perfume da mata molhada pelo sereno;
e a cuia, seio moreno, que passa de mão em mão
traduz, no meu chimarrão, em sua simplicidade,
a velha hospitalidade, da gente do meu rincão."

Eu posso escutá-la declamar essa poesia do tradicionalista gaúcho Glaucus Saraiva. Foram inúmeras vezes, em churrascos de família, em encontros de amigos, em almoços informais, nos chás com as professoras. Eu a assisti dezenas de vezes, com o mesmo ânimo, com a mesma energia, com a voz trabalhada, e os gestos imponentes. Aonde quer que fosse, os amigos silenciavam para escutá-la. Ela adorava. Sabia as estrofes na ponta da língua. Gesticulava com afinco, respeitando a tradição. Mudava o tom de voz, envolvia os que a ouviam. Em sua voz, havia orgulho e respeito pela tradição.

Preparava a hora certa, gostava de ser o centro das atenções. Nessa hora, não abria mão de estar com a cuia de chimarrão em punho. Declamou pela última vez na comemoração do aniversário de 50 anos de casados dela e do meu pai.

Considero simbólica essa data, de ela declamar pela última vez nas bodas de ouro dos dois. Grande parte das pessoas que a ouviram naquela ocasião já a haviam escutado antes, pois foi um almoço íntimo com os familiares de ambos, irmãos, primos e sobrinhos. Existia no ar uma contemplação maior, como se soubéssemos que essa seria a última vez, pois já percebíamos alguns sinais da demência.

Logo no início, ela se desculpou, alertando aos presentes que poderia esquecer algum verso, como de fato esqueceu. Foram lapsos da memória e, ao ser auxiliada, seguiu em frente, e terminou de declamar sob o aplauso e a emoção de todos os presentes, deixando no ar uma sensação do quanto a vida pode ser boa, enquanto tivermos amigos, música, alegria e alguém para transformar momentos em poesia.

Você pode estar se questionando se o paciente ainda tem cognição para declamar poesias na fase severa. Certamente não! Essa narrativa foi inserida neste trecho do livro por um desejo pessoal de lembrar da minha mãe com a vitalidade que sempre lhe foi peculiar.

A fase severa (na qual ela se encontra agora) já não permite esse tipo de interação.

Neste QR Code está a declamação feita por ela que foi relatada aqui. Aponte a câmera do seu celular para escanear a imagem do código ou baixe gratuitamente o aplicativo QR Code Reader.

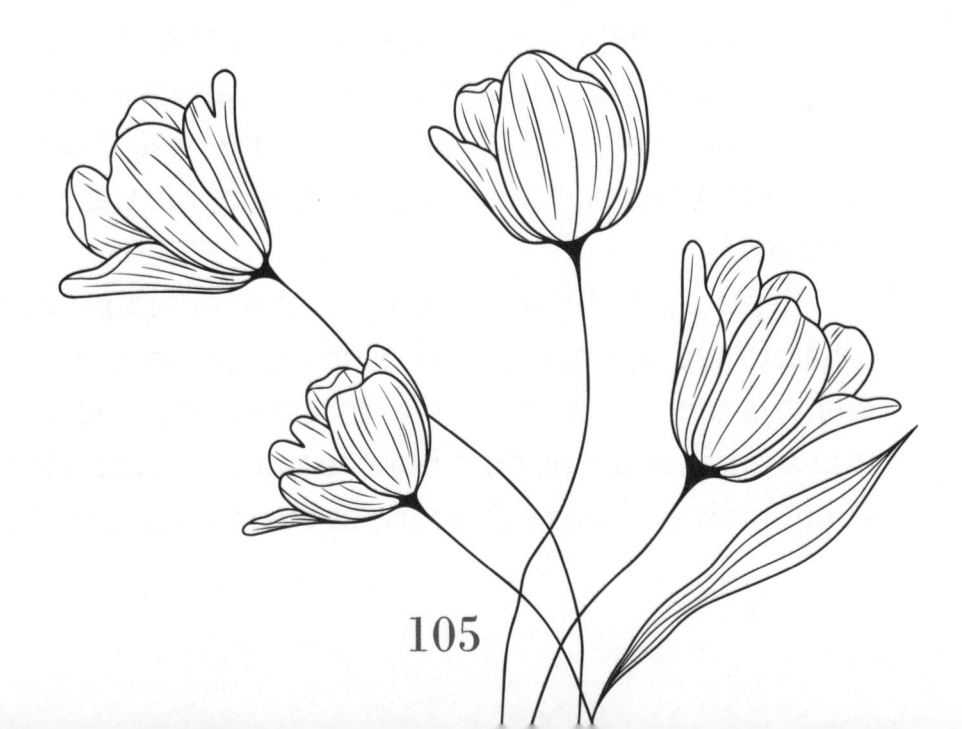

# MINHAS BATALHAS PESSOAIS, APRENDIZADOS E CONQUISTAS

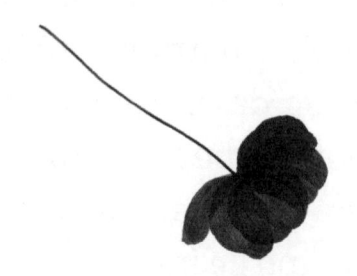

## REZAR, CORRER E ESCREVER

Nessa surpreendente e desafiadora caminhada ao lado de minha mãe, encontrei três formas de aliviar um pouco a minha dor: rezando, correndo e escrevendo.

Em duas dessas práticas eu encontro minha mãe em pensamentos e palavras: ao rezar e ao escrever.

Já ao correr, alivio um pouco a tensão e deixo para trás umas passadas de lágrimas, angústias e incertezas.

Rezar com frequência me permitiu descobrir que o hábito me acalma. Por ter sido criada em um ambiente católico e ter sido muito incentivada por minha mãe a ter fé, achei que era hora de praticar e me aproximar mais de Deus e de todos os ensinamentos dela.

Já que a voz dela havia sumido, rezar era uma forma de escutá-la. E eu a ouvia em ensinamentos e conselhos de uma vida inteira, era capaz de escutar sua voz proferindo: "Nas dificuldades, minha filha, manda a Nossa Senhora na frente, ela abre os caminhos, peça com fé." E lá ia eu pedir as bênçãos da Nossa Senhora. "Chama o Espírito Santo", ela dizia, "pede calma, paz, serenidade, inteligência." Era tudo que eu precisava, por isso pedia, pedia, pedia, pedia. E reclamava também com todos os santos. *Por que com a minha mãe? Eu a queria sã...*

    Visitei com emoção os lugares cristãos que muitos anos atrás ela havia visitado, a Basílica de São Pedro, no Vaticano, a Basílica de Fátima, em Portugal, Nossa Senhora Aparecida, em Aparecida (trajeto que fiz a pé do interior de Minas Gerais até o Santuário), a Basílica do Sagrado Coração, em Paris, além de fazer todas as caminhadas para o Santuário de Caravaggio, em Canela, que foram possíveis. Todas essas peregrinações me trouxeram conforto, me emocionaram. Por muitas vezes, pensei o quanto gostaria de ter conhecido esses lugares com ela, mas infelizmente não pude. Então, no lugar de ressentimento, optei por encher meu coração de gratidão, e apenas agradecer.

A minha fé é fruto de total insistência e nenhuma desistência por parte de minha mãe. Portanto, em cada lugar visitado, eu orava e agradecia, pedindo muita proteção para ela e para a nossa família.

A outra forma com a qual consegui conviver melhor com a doença foi correndo. Tornei-me uma corredora de rua amadora, e lembro de sair correndo inúmeras vezes da casa dos meus pais, como se fosse uma tentativa de fuga, como se eu pudesse sumir, desaparecer. Primeiro corria sozinha, depois em grupos da academia, e acabei me tornando uma praticante do esporte.

Na minha cabeça e nos meus sentimentos, eu corria da doença, o Alzheimer me assombrava, me deixava indefesa e insegura. Corria sem olhar para trás, os obstáculos do caminho, o cansaço, a dor nas pernas, nos joelhos, eu vencia tudo isso com a determinação de concluir o percurso, com a mesma determinação que eu precisaria para vencer os empecilhos da doença.

Não me tornei vencedora de categoria alguma. Corria por mim, abraçando as minhas limitações. Também não me tornei expert em Alzheimer, apenas aprendi um pouco mais sobre a doença. E foi conhecendo um pouco mais que me senti incentivada a falar, com o objetivo de auxiliar outros filhos, outras famílias. Minha vitória nesses anos de convivência com a doença de Alzheimer foi a compreensão maior, e a aceitação desse aprendizado, transformando essa experiência em algo valioso para mim e, quem sabe, influenciando quem se interessar por essa história a também conseguir conviver melhor com a doença.

Por último passei a aliviar a minha angústia por meio da escrita. Foi escrevendo que comecei a entender um pouco melhor tudo o que estava acontecendo.

O mundo que envolvia a minha mãe se modificava diariamente. A desordem física e mental, incluindo agressividade, repetição, confusão, desconfiança, enfim, tudo era novo. Por isso eu escrevia, pensando em um dia compartilhar com outras pessoas. Publicar este livro tem um único objetivo: auxiliar outras famílias que passam ou passarão por essa doença, pois com todas as famílias que já tive oportunidade de conversar sobre o Alzheimer, os sintomas são muito parecidos. Para a minha família, foi tudo muito novo, e conhecemos a doença por meio de inúmeros médicos especialistas e a convivência com a mãe. Foi essa realidade que me incentivou a escrever.

Enxergo de uma forma absolutamente particular o meu entendimento em relação à doença. Talvez eu não teria conseguido enfrentar essa realidade se não aprimorasse a minha fé, se não encontrasse na escrita uma forma de expressão, e na corrida, uma maneira de aliviar a tensão. Acredito na harmonia que precisa existir entre o corpo e a mente como uma forma de prevenir futuras, e muitas vezes silenciosas, doenças.

Bom, tem funcionado para mim...

## A CURVA DA MUDANÇA

Existe uma teoria na Psicologia Organizacional chamada Modelo de Kübler-Ross ou Modelo de Sofrimento de Kübler-Ross, que identifica no comportamento humano algumas fases pelas quais o indivíduo passa em processo de luto, perda ou tragédia.

Há muitas literaturas a respeito, e o meu interesse por esse assunto vem desde o tempo que trabalhei em uma grande empresa de bebidas na área de Relações Públicas, e cujas mudanças a serem implementadas com os colaboradores, fossem elas grandes, pequenas, significativas ou não, enfrentavam sempre uma negação inicial ou certa dificuldade em aceitar a mudança, o fazer diferente, a nova realidade.

Estou convencida de que, em muitos dos processos e vivências que enfrentamos na vida, usamos, consciente ou inconscientemente, o Modelo de Kübler-Ross, essa teoria médica que foi adaptada para as vivências nas organizações, permitindo identificar os estágios claros da mudança em determinadas situações.

Eu percorri todos os estágios dessa curva com o diagnóstico da doença de Alzheimer em minha mãe. Inicialmente, o choque da notícia, seguido da negação, de que aquilo não estava acontecendo, não era com a minha mãe, não era com a minha família. E vivi em negação por um período, não querendo pensar a respeito. Aliás, eu não podia nem ouvir a palavra "Alzheimer" que já me desconcertava.

E então passei a sentir raiva. Era uma raiva tão grande que se tornou maior que tudo. Nessa fase, tenho certeza, fui indelicada com algumas pessoas. Não tolerava brincadeiras, comentários maldosos, indiferença. Eu sentia dor, porém esquecera que essa dor era minha, e que eu precisava dar conta dela. A raiva era um pavio a pegar fogo dentro de mim.

Quando passei a viver a barganha e autopunição, lembro-me de um pensamento em especial que me atormentava. *Se eu preciso viver isso, por favor, não permita que a minha mãe não me conheça mais.* Eu barganhava internamente os meus medos da doença.

Depois tive uma depressão. Os acontecimentos e sentimentos estavam muito intensos, a doença da mãe, a morte do pai, todas as decisões que precisavam ser tomadas e que a envolviam, direta ou indiretamente.

Eu me sentia sobrecarregada, atrapalhada, confusa e chorosa.

Voltei às sessões de terapia, que me auxiliaram muito durante todo o processo, e tomei antidepressivos por longos oito anos, possibilitando-me desfrutar de sentimentos menos angustiantes, me devolvendo a calma e a lucidez, conciliando medicação e terapia.

Existia uma outra vida sem Alzheimer na minha casa, com a minha filha e o meu marido, meus amigos, meus hobbies, e eu precisava reagir. Foi nessa fase que iniciei as corridas.

E aí, quando você aceita, você consegue enfrentar a luta. No meu caso, assumi os comportamentos que precisava para conviver melhor, jogava o jogo dela — um jogo que precisava ser jogado —, passei a não pular para a próxima fase sem viver intensamente a anterior. A partir de então, se eu imaginava que um dia ela não me conheceria mais, pensava: *Vou esperar esse dia chegar e aceitá-lo quando for a hora.*

Foi quando aceitei a curva da mudança que comecei a pensar na possibilidade de publicar essas vivências. Concluí que poderia relatar essa experiência e auxiliar outros filhos e famílias.

Cheguei então na fase de resolução de problemas. O que também entendia desse processo é que eu transitava nas fases, ia e voltava na raiva, na negação, na depressão, mas alguns dias avançava a passos maiores, outros, em passos menores, para resolver internamente tudo o que estava acontecendo.

Durante todas as fases, convivi com a necessidade de resolver problemas, mas uma palavra em especial define, no meu entender, esse processo como o mais importante. Essa palavra é: compromisso.

Eu me comprometo a viver tudo que me está reservado e não vou esmorecer, vou aprender, vou aceitar, vou cuidar e ser o melhor que eu puder ser nesse processo, mesmo que eventualmente ainda visite um sentimento ruim, mas agora com menos intensidade.

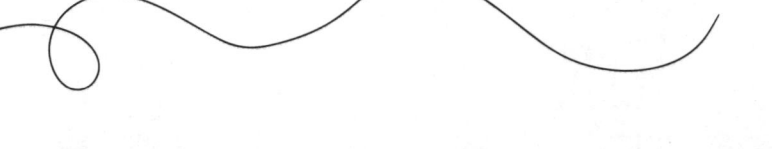

# TRANSFORMEI A RAIVA EM AMOR.

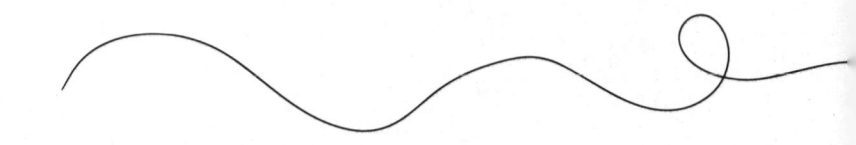

Viver Sem Saber

"Toda dor pode ser suportada, se sobre ela puder ser contada uma história"

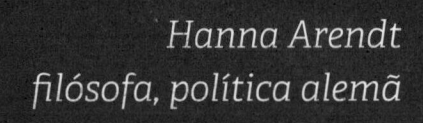

*Hanna Arendt*
*filósofa, política alemã*

## OS CICLOS DA VIDA E UMA GRANDE LIÇÃO DE AMOR

Ao finalizar o livro e tendo convivido com todas as fases do Alzheimer, dos sintomas iniciais à fase severa, se eu precisasse responder qual foi a mais complicada, a mais intensa ou a mais difícil de conviver, confesso que não saberia dizer. Todas as fases trouxeram suas particularidades, desafios e aprendizados. Um mundo desconhecido se revelou para mim e para minha família.

Na fase leve os sintomas sutis, as incertezas, as incessantes repetições, o diagnóstico difícil.

Na fase moderada, o avanço da doença, os constantes atrapalhos, a falta de autonomia.

Na fase severa, a dependência, a fragilidade, a ausência total, o mundo particular e inatingível.

Ao conviver com a doença de Alzheimer, segui a forma que julguei mais adequada, descobri meu jeito de enfrentar algo que desconhecia, me apoiei na minha família, no tratamento, nos profissionais de saúde capacitados, na cuidadora escolhida, no especialista certo. Nem sempre tive as respostas que gostaria frente às minhas inúmeras incertezas. Queria um remédio de cura, queria que a doença não avançasse, queria que não a limitasse, queria muitas coisas.

Aprendi com todo esse processo da doença da minha mãe, e acredito na transformação que podemos viver por meio da nossa experiência pessoal. Também creio na influência positiva que podemos ser ao ressignificar algo ou algum processo que exigiu aprendizado e resiliência de nossa parte.

Escolher como podemos enfrentar as dificuldades não significa estar confortável e satisfeito com determinadas situações, e acredito ter sido isso o que teve mais significado para mim em todo o processo dessa doença. Foi difícil aceitar a demência, mas, quando isso aconteceu, passei a encontrar a felicidade em momentos tão únicos ao lado de minha mãe e de minha família, que passei a enxergar tudo com infinita gratidão.

Encerro este livro (embora a trajetória continue) com profundo respeito pela doença, pela causa, por todas as famílias e pacientes que estão no enfrentamento da doença de Alzheimer.

Hoje, passados oito anos dessa jornada, consigo me solidarizar, me colocar no lugar de quem está enfrentando o início desse processo e espero, de forma muito simples, ter colaborado com algo, com alguma reflexão ou colocação adequada que tenha feito sentido a essas pessoas.

Na fase severa da doença na qual minha mãe se encontra atualmente, não consigo dizer o quanto do caminho trilhei até aqui, mas tenho certeza de que o percorri com profundo amor e respeito, pois jamais deixei que a limitação dela me limitasse como filha.

Na sua falta de entendimento, me sobra compreensão. Na sua falta de aptidão física, mantenho a energia necessária para me movimentar quantas vezes preciso for para tratá-la cada vez melhor.

Na falta de voz, estou disposta a cantarolar o que ela gostava de ouvir e pronunciar mil vezes: "Eu te amo, Mãe!"

Na sua insegurança, me esforço para que a tomada de decisões seja baseada exatamente naquilo que ela precisa em cada momento.

Na sua incapacidade de rezar, a acolho diariamente em minhas orações.

No seu olhar vago, a observo com firmeza e amor, e digo muitas vezes: "Estamos aqui, você não está só."

Na ausência de seu pedido por suas comidas favoritas, a mimamos com figos, uvas, um gole de cerveja preta, polenta, os sabores que a adoçam e a acolhem, tenho certeza — ela apenas não consegue agradecer verbalmente.

E assim, vamos nos presenteando com a presença dela aqui, cientes de que a idade afetará a todos que tiverem o privilégio de envelhecer.

Se pudesse proferir qualquer conselho para quem convive com a doença, eu diria que não permita que a limitação do Alzheimer lhe traga limitações de amor, compaixão, paciência e cuidados. Não economize em atenção para o seu pai ou para a sua mãe. Retribua o tanto que lhe dedicaram.

Inevitavelmente, me coloco a pensar como será o fim dessa história. Não será fim, será ciclo. Encerraremos uma etapa de aprendizados para iniciarmos outra. Sem a previsão e controle que desejamos ter em tudo, mas com a esperança, a ressignificação e a resiliência que precisamos ter.

Se eu enxergar o fim sempre como um recomeço, vou aprender que, de um ponto de partida até um ponto de chegada, existe um caminho a ser percorrido. E chegar não quer dizer terminar, quer dizer vencer.

## Mariela Oppitz Sorgetz

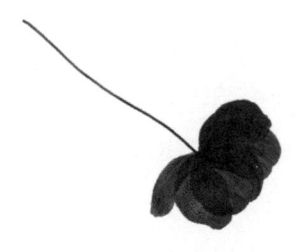

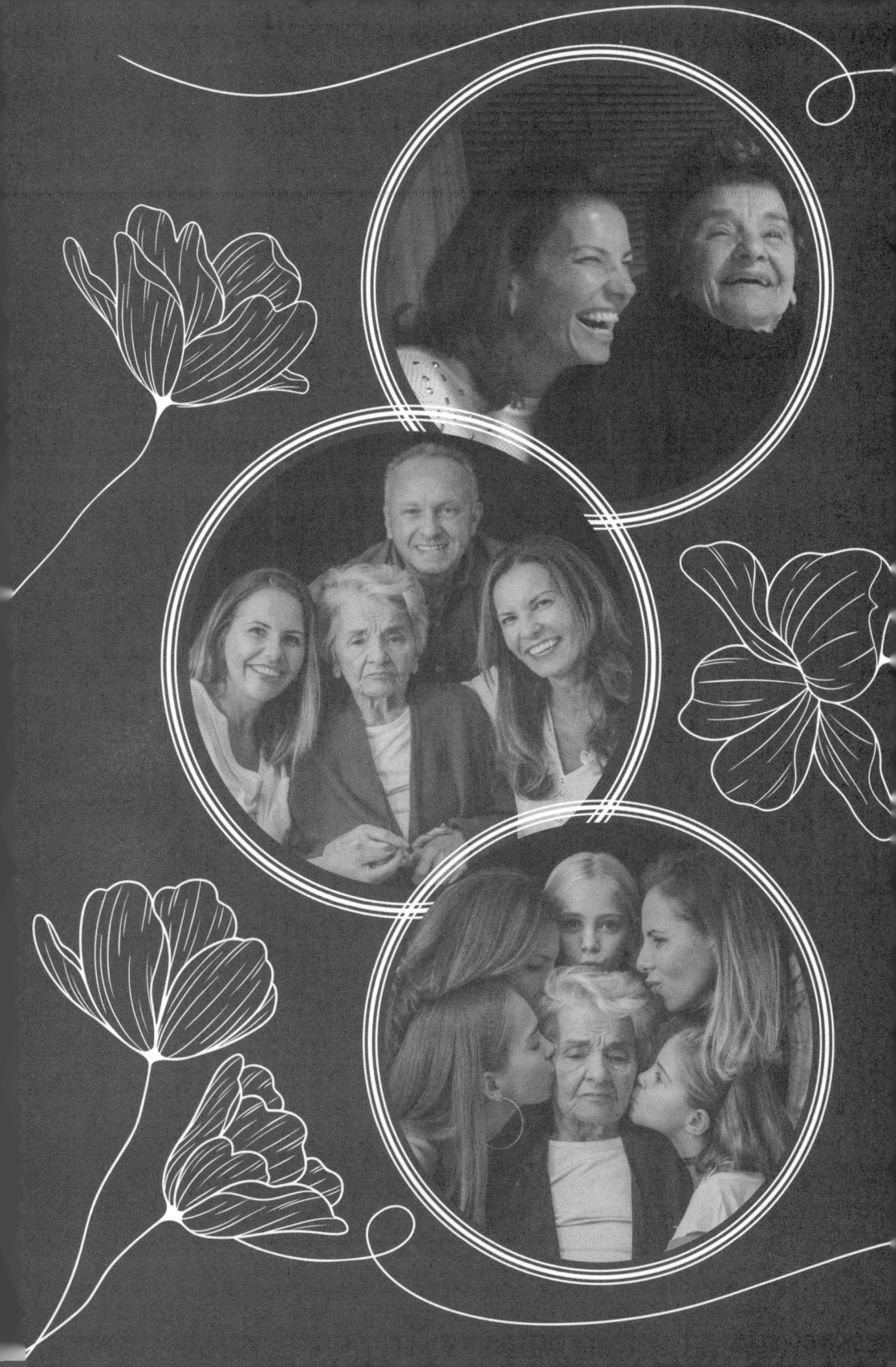

Mariela Oppitz Sorgetz

# POR FAVOR, NÃO ME CHAMA DE CLARINDA!

Cresci ouvindo a minha mãe dizer a frase que enuncia essa narrativa: "Por favor, não me chama de Clarinda!"

Ela sempre detestou o primeiro nome e não encontro uma palavra mais suave para dizer o quanto a incomodava ser chamada por Clarinda. Eu ouvi tantas e tantas vezes a história sobre o "engano" que foi o nome dela, que acabei homenageando-a quando minha filha nasceu.

Explico: minha mãe se chamaria Ana Clara, e conta que, no dia que seria registrada no cartório de registros, minha *nonna* passou em frente à casa de uma vizinha, que indagou: "Vais registrar a menina?"

"Vou", minha *nonna* respondeu.

"E como ela vai se chamar?"

"Ela vai se chamar Ana Clara."

A vizinha prontamente comentou: "Mas, Maria (nome da minha *nonna*), que nome é esse, nome curto, não parece imponente, por que é que você não coloca Clarinda Anninha? Troca o Clara por Clarinda, e o Ana, por Anninha. É muito mais importante!", justificou a vizinha.

E foi o que aconteceu, minha *nonna* aceitou a sugestão sem nenhuma resistência e assim a registrou.

Clarinda Anninha Galli, 26 de julho de 1936.

E por todas as vezes que presenciei alguém chamando minha mãe pelo primeiro nome, fosse o lugar que fosse, ela corrigia: "Por favor, não me chama de Clarinda!" Solicitava gentilmente, como era de seu trato: "Gostaria de ser chamada por Anninha."

Além da solicitação inicial, o segundo nome exigia uma certa explicação: o Anninha não era o apelido de Ana, e tampouco um diminutivo pessoal pela estatura ou tipo físico, o que a obrigava a acrescentar:

"A n n i n h a — Com dois N´s e NH."

Bom, falante como era, só para se apresentar já levava alguns minutos. Foram tantas as explicações na sua trajetória, que ela anunciou ao meu pai, logo na chegada do primeiro filho. "Terá um nome apenas, de fácil pronúncia, e vamos registrar apenas com o teu sobrenome. Não quero meus filhos a vida inteira soletrando nome." E assim foi. Sem o sobrenome Galli, da família dela.

O mesmo aconteceu comigo e com a minha irmã. Nomes simples, não compostos, apenas o sobrenome do meu pai.

Mais velha, quando entendi que essa frustração

a acompanhou durante uma vida inteira, prometi: "Se eu tiver uma filha menina, ela vai se chamar Ana Clara, farei essa homenagem à minha mãe."

E foi o que fiz. Tenho uma filha chamada Ana Clara, que nasceu no ano de 2005, um dia após o aniversário de minha mãe, 27 de julho.

Engraçado é que, enquanto lhe foi possível, minha mãe contestou quando escutava alguém chamando a Ana Clara por apelidos. "Por favor, a chame de Ana Clara!", ela dizia.

Conto essa história para explicar que a força da conexão das gerações — avó, filha, neta — está imbuída de amor e de significado, é algo que nada poderá apagar. Ter a oportunidade de homenagear a minha mãe por meio do nome da minha filha também se estende como outro gesto de amor.

# Do que é feita a vida, senão de boas histórias para contar?

## POIS ENTÃO:
## VAMOS FALAR DA ANNINHA

A doença de Alzheimer vivenciada nos últimos oito anos lhe trouxe inúmeras dificuldades e limitações, impactou sua vida e as nossas, mas é preciso destacar a pessoa que sempre existiu antes da incapacitação trazida pela Doença.

Nascida em Nova Prata (RS), em 1936, filha de um mecânico e de uma dona de casa. Ele, Luis Galli, ela, Maria Bordin Galli. Ambos de descendência italiana e de origem muito simples.

Anninha foi a segunda filha de uma família de três irmãos homens. Chegaram em Canela (RS) nos anos 1940.

Estudou a Escola Primária e Secundária em Canela e formou-se em 1953, quando anunciou aos pais: "Quero estudar para ser professora."

Meu *nonno* contestou argumentando a falta de condição financeira da família, o que ela contava ter rebatido com a seguinte frase: "Eu vou ser professora, nem que para isso eu tenha que limpar o chão da escola."

Não foi preciso limpar o chão da escola. Ela conseguiu moradia trocando sua permanência durante a semana por auxílios domésticos e uma pequena pensão.

Iniciou seus estudos na Escola Normal Santa

Terezinha, formando-se professora primária em 1961, na cidade de Taquara (RS).

Muitas cartas de amor amenizavam a saudade nessa época. Sem os recursos de hoje, a distância era reforçada pela demora de semanas para a chegada de cada correspondência, que trazia novidades e notícia já empoeiradas pelo tempo.

Casou-se com meu pai em 1963. Logo após a união, minha mãe iniciou a graduação em Pedagogia na Universidade de Caxias do Sul (UCS), para onde viajou por todas as noites de ônibus durante quatro anos para conseguir se formar.

Lecionou por muitos anos, formando uma geração de professoras. Depois de aposentada, teve uma loja de calçados. O negócio compunha a renda familiar. Além disso, ela fazia algumas costuras especializadas, como aventais temáticos e toalhas personalizadas para alguns hotéis da região.

Saudosa do ambiente escolar, voltou a trabalhar na área da Educação sendo orientadora pedagógica e assessora de cursos de graduação.

Fundou o Clube das Professoras Aposentadas, realizando diversas ações de voluntariado em creches, asilos e associações de bairros.

Também participou ativamente da Renovação Carismática Católica, como integrante do grupo de Oração

Chama, na Paróquia Nossa Sra. de Lourdes, em Canela.

Dedicada a tudo o que fazia, criativa ao extremo, formava grupos, liderava pessoas, conversava indistintamente com todos, transmitia uma alegria contagiante, sempre uma excelente anfitriã, farta na voz, na gargalhada, no abraço, no sorriso. Era eufórica, uma entusiasta, tinha fé, muita fé, via beleza na vida, nas pessoas, valorizava suas origens, tinha um profundo senso de justiça. Era incansável.

Se eu precisasse definir qual ingrediente minha mãe colocava em tudo o que fazia, eu diria que foi o amor.

## Por onde andou, ela semeou amor.

Para manter vivo o seu legado, decidi que, além de prestar uma homenagem a ela com essa obra e também auxiliar famílias em suas jornadas reflexivas sobre a doença de Alzheimer, quero dar a minha contribuição de outra forma, auxiliando pessoas que, assim como a minha mãe, desenvolveram essa doença e precisam de cuidados especiais. Sendo assim, toda a renda obtida com a venda desse livro será destinada integralmente para instituições que cuidam de pessoas com demência. Acredito que este pode ser um gesto de amor, o amor que minha mãe sempre teve com tudo e com todos.

marielaoppitzsorgetz

**Lembre-se:**

**NA DOENÇA DE ALZHEIMER, É A MEMÓRIA QUE SE VAI, NÃO O AMOR.**

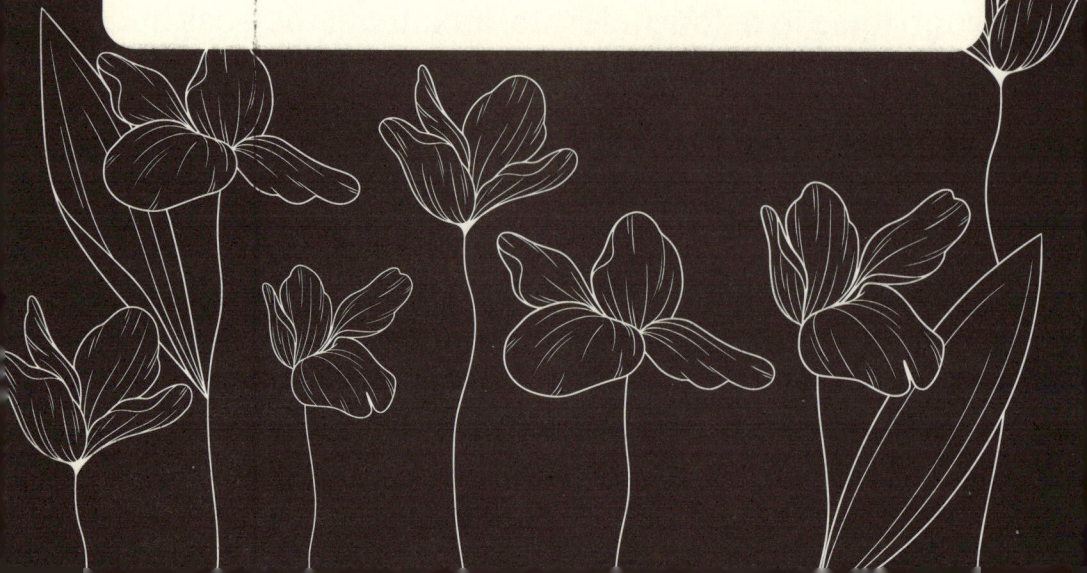

# BÔNUS

Se deseja conhecer um pouco mais sobre o assunto, não deixe de assistir os seguintes filmes:

- *Para sempre Alice*
- *Viver Duas Vezes*
- *Antes que eu me esqueça*
- *O Sucessor*
- *Eu me importo*

Em 2020, enquanto escrevia este livro, decidi fazer um vídeo para lembrar o Mês Nacional da Luta pelo Alzheimer, celebrado em setembro. Neste QR Code é possível conferir o trabalho que publiquei em minhas redes sociais. Aponte a câmera do seu celular para escanear a imagem do código ou baixe gratuitamente o aplicativo QR Code Reader.

Se preferir, acesse pelo endereço:
www.luzdaserra.com.br/qrcode-bonus-viver-sem-saber

Transformação pessoal, crescimento contínuo, aprendizado com equilíbrio e consciência elevada.

Essas palavras fazem sentido para você?

Se você busca a sua evolução espiritual, acesse os nossos sites e redes sociais:

iniciados.com.br
luzdaserra.com.br
loja.luzdaserraeditora.com.br

luzdaserraonline
editoraluzdaserra

luzdaserraeditora

luzdaserra

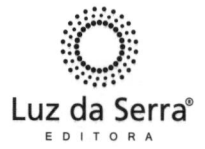

Avenida 15 de Novembro, 785 – Centro
Nova Petrópolis / RS – CEP 95150-000
Fone: (54) 3281-4399 / (54) 99113-7657
E-mail: loja@luzdaserra.com.br

Luz da Serra®
EDITORA